成人期てんかんの諸問題

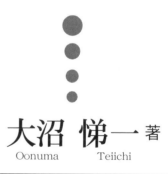

大沼 悌一 著
Oonuma Teiichi

公益社団法人日本てんかん協会東京都支部 編

本稿は、『ともしび』(公益社団法人日本てんかん協会東京都支部発行)
2003年4月〜2016年1月の連載「成人期てんかんの諸問題」を加筆、修正したものです。

はじめに

　てんかん専門クリニックを開いてから14年目に入り、患者数も伸びました。昨年の統計では、１年間で23,000人が来院されており、毎日ほぼ100人近い患者さんが来ておられます。クリニックには、３人の常勤医師がいますが、毎日が大変忙しいです。てんかんを専門としているので、全患者の約6〜7割はてんかん患者さんです。昨年８月から３カ月間に、私が個人的に診察したてんかん患者さんは、1,243名でした。患者さんによっては、毎月来る人や2、3カ月ごとに１回来る人もいますが、それらは１名と数え、この数は互いに重複はしてはいません。

　今まで私は、大学病院や国立病院（精神科）で、てんかん患者さんを診察してきましたが、てんかん専門クリニックを開いてからの13年間で、多くのてんかん患者さんと長期間にわたってお付き合いをしていると、今までとはまた違ったてんかん発作をもつ、患者さんの人間像が見えてきました。

　発作がおさまって元気で仕事に励んでいる方もいる一方、いまだ発作がおさまらず苦しんでいる方も多いです。また、まったく普通で、健康で明るい患者さんがいる一方、こだわりや知的障害などがあり、暗い人生を歩いている方もいます。そして、家族内での葛藤も見えてきます。

　私は、精神科医ではありますが、カナダで２年間脳波を勉強し、アメリカで４年間神経内科医として、主にてんかんの診療にあたってきました。従来日本において、てんかんは主に精神科医が担当してきましたが、今では精神科医のてんかん離れが著しくなる一方、小児科医、脳外科医、

神経内科医がそれを補ってきていますが、十分な診療体制を整えているかというとまだ疑問が残ります。特に、精神的な問題を抱えているてんかん患者さんが診療を受ける場所に困る状況が生まれつつあります。

　これからは、診療科にこだわらず、てんかん患者さんを全体的に包括的に診療する体制とそれに関わる医師が必要であろうと思っています。

　開院して間もなく、ひょんなことから日本てんかん協会東京都支部から頼まれて、「ともしび」という機関紙に「成人期てんかんの諸問題」と題して毎月投稿することとなりました。なんとか続けているうちに12年が経ち、150号を超えました。これを1冊の本にまとめようということになり、日本てんかん協会東京都支部やぶどう社の方にお世話になり、ようやくここまでたどりつきました。

　この本は、てんかん教科書や解説書とはちょっと趣を異にしており、私がお付き合いしたてんかん患者さんの日常生活を通して、そこから得られた人間像をもとに書いています。したがって、正確なことば遣いや、論理の正しさには問題があるかもしれません。もし、不適切な言い回しなどがありましたら、それはすべて私の至らないところであり、その点皆さんにご指摘いただけたらと思います。

2016年1月　むさしの国分寺クリニック　大沼悌一

はじめに ……………………………………………………………… 3

プロローグ　忘れ得ぬ患者 ……………………………………… 9

第1部　成人期てんかんのさまざまな問題

1章　共通する問題 ……………………………………………… 19
1 自　立　2 病名告知　3 自立支援医療　4 どの科を選ぶか
5 病気を受け入れる　6 成人てんかんは治るのか　● VNS治療

2章　身近な問題 ………………………………………………… 33
1 てんかん患者の障害　2 不器用さ　3 こだわり
4 運転免許　5 働くこと　6 親と子の関係
7 医師と患者の信頼関係　● 数珠の功徳

3章　伴う症状の問題 …………………………………………… 49
1 幻覚症状　2 幻覚妄想状態　3 うつ病
4 不安とパニック　5 強迫神経症　● てんかんと物忘れ

4章　妊娠・出産の問題 ………………………………………… 61
1 妊娠　2 妊娠と薬のガイドライン　3 出産
● 発作に負けることなく

5章　認知症と間違う問題 ……………………………………… 69
1 高齢初発てんかん　2 過去の記憶を失う症状
3 記憶発作　4 認知症とてんかん　● 記憶力検査

第2部　てんかんと発作

6章　症候性部分てんかん……81
1 治りやすいてんかんと治りにくいてんかん　2「側頭葉てんかん」
3「前頭葉てんかん」　4「後頭葉てんかん」「頭頂葉てんかん」
●「内側側頭葉てんかん」の手術

7章　原　因……91
1 遺伝（素質）　2 皮質形成異常　3 海綿状血管腫
4 頭部外傷　●記憶は情動を伴う

8章　脳の疾患とてんかん……101
1 脳梗塞とてんかん　2 脳出血とてんかん　3 脳腫瘍とてんかん
4 脳炎・髄脳炎とてんかん　●てんかん治療医と神経内科医の役割

9章　発作と対応……111
1 発作頻発と発作重積状態　2 けいれん発作への対応
3 もうろう状態の対応　4 救急車を呼ぶか　5 発作緊急カード
6 心因性非てんかん性発作の鑑別　●誤診と医者

10章　日常生活にある発作の誘因……125
1 日常にみられる発作の誘因　2 睡眠不足は最大の敵
3 女性生理との関係　4 女性生理と精神状態
5 アルコール依存症　●ストレスとてんかん発作

11章　外的刺激が誘因の「反射てんかん」……137
1「光過敏てんかん」　2「びっくりてんかん」
3「読書てんかん」「数学てんかん」　4「意思決定てんかん」
5「音楽てんかん」　●「ポケモン」事件

第3部 検査と薬

12章 さまざまな検査 ……………………………………… 151
1 脳波検査　2 脳磁図　3 CT検査　4 MRI検査
5 SPECT検査　6 PET検査　7 NIRS検査
8 前頭葉機能検査　●社会適応能力と知能指数

13章 薬の作用と副作用 ……………………………………… 169
1 フェノバルビタール　2 フェニトイン　3 カルバマゼピン
4 バルプロ酸ナトリウム　5 ゾニサミド　6 エトサクシミド
7 クロナゼパム　●薬物療法の基本

14章 新　薬 ……………………………………………………… 185
1 ガバペンチン　2 トピラマート　3 ラモトリギン
4 レベチラセタム　●治験中でもわからなかった効果・副作用

15章 十分な注意が必要な薬 ………………………………… 195
1 抗うつ剤　2 強力抗精神病薬
3 カルバマゼピン－低ナトリウム血症
4 バルプロ酸ナトリウム－高アンモニア血症
●脱法ハーブは危ない

第4部　発作の裏にある脳の病気

16章　「ミオクローヌスてんかん」……………………………… 207
　　1　「DRPLA」-「進行性ミオクローヌスてんかん」
　　2　「ウンベリヒト・ルンドボルグ病」-「進行性ミオクローヌスてんかん」
　　3　「ミトコンドリア脳筋症」-「進行性ミオクローヌスてんかん」
　　4　「BAFME」-「良性成人型家族性ミオクローヌスてんかん」
　●狂牛病から伝染する「プリオン病」

17章　脳に影響を与えるさまざまな要因 ……………………… 217
　　1　代謝性疾患-低カルシウム血症　　2　代謝性疾患-肝臓・腎臓
　　3　神経皮膚症候群-結節性硬化症
　　4　神経皮膚症候群-スタージ・ウエバー症候群
　　5　神経皮膚症候群-レックリングハウゼン病
　　6　低酸素脳症　　7　脳奇形　●てんかん患者は十人十色

編集後記 ……………………………………………………………… 234

索　引 ………………………………………………………………… 236

プロローグ
忘れ得ぬ患者

1　50年前の処方だった患者さん
2　結婚したら穏やかになった患者さん
3　イラつきが治った患者さん

プロローグ ——————————————— 忘れ得ぬ患者

1　50年前の処方だった患者さん

2015年9月号

　私が大学を卒業してインターン1年後、弘前大学医学部精神神経科に入り、主にてんかんの勉強を始めたのが昭和36年なので、もうかれこれ54年になります。その間、いろいろな患者さんに出会いました。診断を間違った患者さん、治療がうまくいかず困った患者さん、長期間付き合った患者さん、騒いだ患者さんなど、あげればきりがありません。50年前に比べれば、今は診断技術も格段に進歩し、てんかん治療の仕方もだいぶ変わってきました。昔風の治療では、今は通じなくなってきています。

　最近の話ですが、昔ながらの治療が長期間行われていた患者さんに偶然あいました。初診時80歳代の男性です。高3の時に、高熱、意識障害（うわごと）がありましたが、完全に回復したと言います。そのころからてんかん発作が出現しました。「うーん」とうなり、意識が失われぼんやりする1分ほどの発作で、その間動き回ったりすることもあり、外に行ってしまうこともあったと言います。以前から日に何度も発作がありましたが、3年前には月1～2回、現在は1～2カ月に1回程度です。

　当院初診時は、行動緩慢で1日中眠く、物忘れがありました。腰椎圧迫骨折があるため、腰が45度前方に曲がっていて歩くのに苦労していました。服薬している薬は、プリミドン（200mg）2錠、フェニトイン〈アレビアチン〉（100mg）2錠、ゾニサミド〈エクセグラン〉（100mg）3錠、バル

プロ酸ナトリウム〈デパケンR〉（100mg）2錠でした。この4種類の薬を長期間投与していましたが、それでも発作は完全におさまってはいなかったと言います。

　この4種類の薬を見た時私は、"50年前の処方の仕方と同じだな"という印象を受けました。私が精神科教室に入った当時の処方は、フェニトイン、プリミドン、フェノバルビタールの3種類併用治療でスタートすることが多かったのです。今は、できるだけ単剤で治療開始するのが原則で、発作タイプで第1選択薬が異なります。はじめから3種類併用でスタートすることはあまりありません。

　脳波では、右側頭部に異常な波があり、この所見と合わせて考えると、発作のタイプは「側頭葉てんかん」で、第1選択薬はカルバマゼピン〈テグレトール〉と考えました。記憶力も衰え、物忘れもするので、心理検査を行ったところ、認知症予備軍に近いということがわかりました。MMSE24点です。

　最近の治療方法に準じて、カルバマゼピン単剤への試みが始まりました。まずはプリミドンを減量中止し、カルバマゼピンを追加しました。さらに、バルプロ酸ナトリウム、ゾニサミドを減量中止、さらに〈アレビアチン〉の減量に取り掛かりました。この辺から、患者さんはまるで人が変わったように劇的に改善し、日中の眠気もなくなり、老人会にも参加するようになり、発作も減少しました。

　ついでながら、患者さんの奥さんの本当の気持ちをここに代弁します。

　「発作がなくなってほっとした。元気、活発になった。昔の人好きが戻ってきた。50年間一緒になって心配し、面倒を見て耐えてきた。今発作がなくなってようやく苦労から解放されたと思ったら、今まで自分は何のために辛抱してきたのかわからなくなった」と、嘆いていました。

プロローグ ― 忘れ得ぬ患者

2　結婚したら穏やかになった患者さん

2015年11月号

　難治なてんかん発作をもち、かつ突拍子もない異常な行動を起こし、家族や周りの人が大変困っている患者さんがいます。そのような人でも好きな人ができて結婚すると、人が変わったように穏やかになることがあります。結婚するとこんなにも変わるものかと、私はびっくりしました。結婚して穏やかになる患者さんは決まって女性で、男性はそうはいきません。

　例を紹介しましょう。患者さんは、来院時22歳でした。中等度の知的障害があり、来院時には施設に入所していました。幼少時からてんかん発作があり、発作は難治でその頻度は現在でも月に10回以上に及びます。発作は、突然意識が飛び、動きが止まり、あちこち動き回る「自動症」があります。2～3カ月に1回は倒れ、けいれんする大きな発作もあります。発作は難治ですが、困るのは精神症状です。扉や机を蹴ったり、窓ガラスを叩き割ったり、暴言、暴力が絶えず、ほかの利用者とのトラブルも多かったです。無断離院をしたり、やけを起こしてリストカッティングなど自傷もありました。施設職員が対応しきれず、施設も何回か変わり、最後はグループホームに入りました。
　ある日、恋人だという男性と一緒に来院しました。お互いに手をつないで仲睦まじい幸せそうなふたりの様子に、私はびっくりしました。「いずれ結婚してふたりで住む」と言います。私は、あえてその男性に聞きまし

た。「どこに住んで、どうやって生活するのか」と、男性いわく、「しばらくは、自分の家族と一緒に生活する。そのうち都営住宅に住む予定だ」と言います。その後、彼女の粗暴な言動はすっかり治まり、間もなく妊娠して男児を出産しました。しかし、発作は相変わらず難治です。

　なお、脳波では右前頭部に発作波があり、「前頭葉てんかん」です。知能検査では、IQ45で中等度の知的障害があります。周りから十分なサポートがあれば、今後の生活も安定するだろうと思いました。

　もうひとつ紹介しましょう。来院時20歳の女性です。小さな発作は、睡眠中の「強直発作」で約10～20秒で終わり、頻度は月数回です。大きな発作は、全身の「強直間代発作」で、2～3カ月に1回あります。母親と折り合いが悪く、頻回な家出もありました。診察場面でも、親子の言い争いがみられました。衝動的なリストカッティングもあり親を困らせ、「男から暴力を受けた」と言って、警察が介入したこともありました。

　ある日、「今付き合っている彼です」と言って、男友達を連れてきました。システムエンジニアをしている一見穏やかな青年です。しばらくしてふたりは結婚し、帝王切開で男児を出産しました。その後も睡眠時に限って週2～3回の発作がありますが、穏やかな生活を送っています。

　このふたりの患者さんは、いずれも難治なてんかんで、突拍子もない粗暴な行動で周りを困らせていましたが、結婚を機にはるかに穏やかになりました。いずれのご主人も寛容で、あまり腹を立てない人たちです。外部からの注意や指導がなくなったのが良かったのかもしれません。

　本人が納得できない行き過ぎた注意は、患者さんの反発を招き、それがなくなったことにより、患者さんが穏やかになったと私は考えました。

プロローグ ── 忘れ得ぬ患者

3 イラつきが治った患者さん

2016年1月号

　「不機嫌症」ということばがあります。人は、誰でも嫌な目にあうと機嫌を損ねます。すぐに機嫌を直してニコニコする人もいれば、いつまでもこだわる人もいます。極端な場合は、乱暴になることもあるでしょう。新聞やテレビを見れば、似たような話は毎日沢山出てきます。

　これを諫めるのに、【短気は損気】ということばがあります。短気を起こすと結局は自分が損をするという意味です。しかし、これに思い至るのには、周りの状況を判断し、損得を計算できる理解力と判断力が必要です。脳が損傷すると、この理解力、判断力が衰え、わがままになることがあります。人間の脳、特に前頭葉は、この理解力、判断力の源となります。

　一方、特に不安、緊張、怒りなどの情緒の中枢は、側頭葉深部にある扁桃核、海馬にあります。海馬は記憶の中枢でもあり、昔の記憶が詰まっていますので、嫌なことを思い出すと怒りがわいてくることがあります。怒りの裏には必ず、不安、緊張があり、怒りを和らげるにはまず、不安、緊張を和らげることが必要になります。怪我や脳炎などで側頭葉が侵されると、情緒不安定、記憶障害に陥りやすいです。

　私は、知的障害者施設の嘱託医も兼ねていますが、利用者の中にはこだわり、不機嫌、不安なども多彩で、激しい例もあり対応に苦慮しています。精神安定薬も使いますが、かえって悪くなるケースもあり、薬物の選択も

難しいです。てんかんでも、不機嫌になる人は必ずしも多いとは言えませんが、まれに、不安、緊張が強く、イラつく人もいます。

例を紹介しましょう。患者さんは、40歳代後半の大学卒の男性です。25歳のころから一瞬意識を失い、一点を凝視し、何事かをもぐもぐしゃべる発作がみられるようになりました。頻度は月に1～2回で、倒れてけいれんに至る大きな発作が年に1～2回起きました。

発作はなかなか止まらず、仕事にも支障をきたすようになりました。歩いていて発作を起こし、排水溝に転落したこともありました。会社でも物忘れが多くなり、携帯をなくしたり書類を落としたりするので、何回も自宅謹慎を命ぜられ、「辞めてくれ」と言われたことも度々ありました。

本人は、「不安感があると止まらなくなる、考えすぎで眠れなくなる、イライラする」と言います。「妻が左利きで、食器を並べる順序が気に入らない。右に味噌汁、左にご飯があるべきで、それが逆だとムカムカする。妻から命令されると腹が立つ」などとも言います。

脳波には、左側頭部に発作波があり「左側頭葉てんかん」です。当院受診時には、カルバマゼピン〈デグレトール〉600㎎、ゾニサミド〈エクセグラン〉300㎎を服用していましたが、薬物を整理し、ゾニサミドを中止して、カルバマゼピン500㎎の単剤にしたら、不思議と発作が止まり、穏やかになりました。

これに一番驚いたのは、本人です。「イライラしなくなった。夜間もよく眠れるし、妻に苦情を言われてもまあいいやと思うようになった」と言います。

改善した理由は、単剤に成功したからか、あるいは発作が治まったからか、あるいはその両者だったのか、はっきりしたことはわかりません。

第 1 部
成人期てんかんのさまざまな問題

1章　共通する問題
2章　身近な問題
3章　伴う症状の問題
4章　妊娠・出産の問題
5章　認知症と間違う問題

1章
共通する問題

---

  1 自　立
  2 病名告知
  3 自立支援医療
  4 どの科を選ぶか
  5 病気を受け入れる
  6 成人てんかんは治るのか
  ● VNS

1 自立

2003年4月号

● よくある質問

　てんかん発作がありながら成人式も過ぎ、どうにか成人に達しました。しかし、まだ発作は完全に治まってはいません。成人期のてんかんの多くは、「部分発作」です。最も多いのが「側頭葉てんかん」で、発作は「複雑部分発作」といわれるものです。この発作の特徴は、一瞬意識を失いぼんやりして動きが止まるだけで、まれに倒れることがありますが、多くの場合倒れるほど強い発作は少ないです。しかし、この発作は比較的回数が多く、毎月何回か起こり、かつ比較的治りにくい場合が多いので厄介です。

　親も本人も、今まで大変苦労を重ねてきましたが、これからも心配の種は尽きません。そうこうしている内に親はどんどん年をとります。親が足腰が立たなくなったら、親が認知症になったら、あるいは亡くなったあとは、どうなるのでしょうか。自立できるのか、職が見つかるのか、結婚相手が見つかるのか、親亡きあとどうなるのか、このような質問によくあいます。

● 自立の程度

　まず手はじめに、自立について考えてみましょう。
　さて、自立できるかどうかは大きな問題です。自立といってもいろいろな程度があります。食事、移動、衣類の着脱、トイレ、入浴など、基本的な身の回りの生活に介助が必要な人がいます。このような比較的重度な障

害がある人も、最近は自立へと向かってグループホームのようなところでアパート暮らしをしている人が多くなってきました。介護職やボランティア、ヘルパーが交代しながら援助しています。

重度の障害ではありませんが、社会的に自立できない人がいます。人間関係が下手で孤立してしまう。家の中に閉じこもりがちで、昼夜逆転の生活になる例があります。基本的な社会生活ができていないといったほうがよいでしょう。社会生活の基本を身に付けるには、どうしたらよいのでしょうか。

● 自立は子離れ親離れから

まず、閉じこもりをなくしましょう。それには、"自分の病気は自分が責任をもつ"という自覚が必要です。そして、"自分で病院に行き、自分で薬をもらってくる"ことが大切です。

しかし、これが意外と難しいのです。なぜなら親は子離れできず、子は親離れができないので、無理をすると親子げんかになってしまうのです。そしていつも折れるのは親です。辛抱強く主治医の助けも借りて説得し、辛い子離れを試みなければなりません。そのうち、時には失敗をくり返しながら、自立できるようになるでしょう。

2 病名告知

2003年7月号

● 自分の病気を隠しますか？

　成人になると、進学、就職、結婚などがあり、その際てんかんという病名を隠すかどうかは、おおいに悩むところです。

　発作がほとんど毎日起こるような場合は、病気を隠すのは難しいでしょう。しかし、見たところわかりませんが時々発作を起こすような場合では、この病気を隠さないほうがいいのか、あるいは最後まで隠し通したほうがいいのか問題となります。

　病名告知は、どんなときに問題になるでしょう。

　中学校や高校、さらに大学に進学するとき、新しい友人を紹介されたとき、隣近所のお付き合いに際して、就職するとき、お見合いするとき、保険に加入するとき、などなど数え上げればきりがないくらいです。

　病名を正直に話しておくと、それなりにいろいろな場面で無理のないように配慮してくれるかもしれませんが、それは一面、差別という危険性もあります。どちらを選ぶのかは、慎重にならざるをえません。

● 必要なときには勇気をもって知らせたほうがよい

　進学に際しては、担任の先生にてんかんという病気を話しておいたほうがいいと私は思います。そうすることによって、便宜を図ってくれるかもしれません。

　新しい友人や隣近所の人には、別に病名を話す必要はないと思います。

下手をすると差別される可能性があります。しかし、発作を何回も起こしていると、いずれ病名は自然に知られてしまうかもしれません。

　就職するときはどうでしょうか。病気のことを話すと、就職の門戸を狭めてしまう可能性があります。そして就職しても、職場や勤務体制（夜勤ができないなど）で不利益になってしまうかもしれません。隠し通せる自信があれば、少なくとも最初のうちは隠したほうが賢明と思います。職務がきちんとできていれば、病気がわかったからといってクビになることはありません。

　お見合いの場面では、最初から病名を言う人はいないでしょう。しかし、話がまとまりいざ結婚ということになれば、結婚相手にだけは話したほうがいいと私は思います。あとで病名がわかってしまい、「詐欺だ」と言われ、夫婦間に軋（きし）みができた事例を私は経験しています。しかし、こっそりと薬を飲み続け、最後まで病名を隠している事例や、何年かあとに偶然発作が出現し、その時点で病気が発病したことにして、うまく言い逃れた事例もあります。しかし、何か嘘をついているようでいつも後ろめたい気分は残ります。

　私は基本的には、"必要なときには、勇気をもって病名を知らせたほうがよい"というように常日ごろ考えています。

3 自立支援医療（精神通院医療）

2003年8月号

● 自己負担が数千円に

　てんかんの外来通院医療費は、「自立支援医療（精神通院医療）」により、通院のための医療費の自己負担が軽減されます。収入に応じて、1カ月あたりの負担額の上限が決められていて、応分の負担になります。しかし、これは居住の市区町村の役所に"てんかん"として診断書を申請書と一緒に提出しなければなりません。あなたはこの診断書を提出しますか？

　てんかんの診断、治療には、CT検査やMRI検査などの画像検査が必要です。また、脳波検査や薬の血中濃度測定などの検査も定期的に必要になります。これらすべてを検査して、それに診察代、薬代を含めると、健康保険で3割の自己負担としても負担額は数万円かかります。それが、上限のある応益負担だと数千円ですみます。

● 精神疾患を対象にしてきた制度

　この制度は申告制で、居住の市区町村の役所（障害福祉課、保健福祉課など）を通して申請しなければなりません。その際、申請書と診断書が必要ですが、診断書には"てんかん"という病名が記載されます。

　この制度は、2006年に整備されました。同じような制度は、以前から整備されてきたもので、主に精神疾患に適用されてきました。したがって、てんかん以外にも統合失調症や躁うつ病などの精神科患者を対象にしたものです。てんかんという病名を記載しなければならないことと、もともと

精神疾患を対象にしてきた制度ということで、多くのてんかん患者が本制度を利用することについて躊躇(ちゅうちょ)します。

先日もこの制度について説明したところ、その時は大変喜んでいましたが、結局、親や夫の反対にあって断念したという事例にあいました。

● おおいに利用してほしい

必要書類は、多くの病院ですでに準備されていて、要請があればその場ですぐに書くことができます。必要な診断書について精神科医は熟知していますが、精神科以外の医師にとっては煩雑で、この制度を知らない医師もいるかと思いますので、患者のほうから申し出なければなりません。何年もこの制度を説明されず知らずに過ごした人もいました。

この制度を利用する際の危惧、不利益はなんでしょうか。「知人が市役所にいて、病名が外にもれる恐れがあるからいやだ」という人が多いようです。しかし、その恐れはほとんどないでしょう。個人的な情報は厳密に管理されており、もしそれをもらすことがあったらその職員の責任が厳しく問われます。心配せずに、おおいに利用すべきだと思います。

今では、てんかんは精神疾患からは除外されるようになりました。国際的な精神障害診断マニュアルには、てんかんという項目はありません。てんかんを扱う医師は、従来精神科医が多かったのですが、今は小児科、脳神経外科、神経内科など、精神科以外の医師が多くなりましたが、公的助成制度は、まだ精神障害の枠でカバーされています。しかし、これを権利と考え、おおいに利用してほしいものだと私は思います。

（＊制度については、お住まいの市区町村の窓口にお問い合わせください）

4 どの科を選ぶか

2012年4月号

● 精神科から神経内科へ

　従来てんかん患者は、精神科の医師が診ていました。しかし最近は、てんかんを診る精神科医は少なくなってきています。てんかんはもう心の病気ではなくなり、脳の病気となったためでもあります。精神科医は、本来の心・精神の病気に時間と興味を割くようになり、てんかんという脳の病気には興味を示さなくなってきているのです。精神科医のてんかん離れです。したがって、精神症状のあるてんかん患者は、ちょっと困った状況になってきています。

　一方、てんかんに興味をもつ小児科医は増えてきています。今やてんかん学会会員は、小児科医が断然多いです。小児てんかん、特に乳幼児てんかんでは、新しいてんかん症候群がわかってきていて、その分類も細分化されていて、小児科医でなければ扱えません。私のクリニックでは、就学前の小児は原則として小児科医に紹介しています。

　てんかん患者に興味をもつ脳神経外科医も増えてきています。てんかん外科が発達し、外科手術で発作が著しく改善する例が多くなってきたからです。脳の画像診断（MRI検査など）で、側頭葉深部に海馬硬化がみられる例では、外科手術が積極的にすすめられます。

　てんかんに興味をもつ神経内科医はまだ少ないですが、これからはてんかん治療の担い手は神経内科医になるでしょう。脳の疾患は、神経内科の領域でもあり、てんかんもこの範疇に入ります。しかし、精神症状が出て

くれば精神科医に相談をもち込むことになり、精神科医と神経内科医の両方から薬が出ることもあるので、薬が多くなり混乱することもあります。

● どの科に行ったらいいのか

　アメリカでは、てんかん治療は神経内科医の領域です。精神科医が関わることはほとんどありません。しかし日本では、一般の神経内科医はてんかんが苦手です。薬の微妙な調節と脳波の判読に特別な訓練と経験が必要だからです。そのため神経内科医は、脳波とてんかんの研修をさらに2年間受けなければ、てんかんの専門医にはなれないのです。今、日本でてんかんは、小児科、脳神経外科、神経内科、精神科が扱っていますが、その中でもてんかん専門医は極めて少ないです。

　それでは、てんかん患者はどの科に行ったらいいのでしょうか。この点に関して少なくとも次のことが言えます。

（1）就学前の子どもは、小児科を選んだほうがよい。

（2）発作の頻度が少なく少量の薬で抑えられている場合は、てんかん専門医でなくても一般の脳神経外科、神経内科、精神科、どの科でもよい。

（3）しかし、てんかん患者の約半数は、時に複雑で専門的知識が必要とされるときがある。発作がくり返して起こるとき、ふらつきなどの薬の副作用が生じたとき、幻覚妄想などの精神症状が生じたときには、てんかん専門医でないと扱うのは難しい。その際には、ぜひてんかん専門医に相談したほうがよい。

5 病気を受け入れる

2005年11月号

● はじめての発作から治療まで

　はじめててんかん発作を起こした時は、本人は何事が起こったのかまったくわからず、周りの人もただびっくりするだけです。救急車を呼ぶかもしれません。てんかんかもしれないということで、専門の病院での検査をすすめられるかもしれません。あるいは、偶発的な出来事としてしばらく様子を見るのかもしれません。しかし、2回目の発作を起こした時は、さすがに放置してはおけないということになります。

　てんかん専門医でも、最初の発作で直ちに治療を開始するかどうか迷う場合も多いです。この発作が、本当のてんかん発作と断定できないケースが多いからです。また、2回目の発作が必ずしも起こるとはいえない場合があるからです。しかし、実際に2回目の発作が起きた場合は、それがてんかん発作と診断されれば、治療を開始すべきでしょう。

● 本人は記憶がないので納得できない

　発作を見ている親や家族は心配して、「きちんと薬を飲むように」と、やかましく注意しますが、本人は発作時の記憶がまったくないので"発作があったこと"をなかなか認めてくれません。そして、"なぜ自分は薬を飲まなければならないのか"いまひとつ納得できないようです。倒れて怪我をした場合などは、自分でも納得して薬を飲むでしょうが、そうでもない限り納得するのに時間がかかるようです。

特に、眠気などの薬の副作用が出てくるようでは、薬を飲みたがらないのはむしろ当然です。親が無理に薬を飲ませようとすると、そこに親と子のトラブルが生じます。子どもはやけを起こすかもしれません。

● 親は辛抱強く待つしかない

最近経験した例をあげましょう。18歳の女性です。13歳のある日曜日の朝、家でテレビゲーム中にけいれん発作がありました。親は気付きましたが特に治療もしませんでした。1年後のある朝、顔を洗っていて再びけいれん発作を起こし倒れました。てんかん専門病院を受診し、「覚醒時大発作てんかん」という診断を受けました。脳波には特徴的なてんかん波が出現しており、発作症状は全身を巻き込むけいれん大発作でしたので、服薬が必要となりました。しかし彼女は、すんなりと薬を飲んではくれませんでした。

服薬しないので親が注意すると、不機嫌になり暴言を吐いて部屋に閉じこもりました。学校でも問題行動が見られるようになり、無断で教室を出て行ったり、屋根に上ったりする逸脱行為が出現しました。不登校気味になり、2回ほど自分の手首をカッターで切ったこともあります。夜遊びし、家に帰らないこともありました。彼女はどうにか中学を卒業し、夜学の高校に進学しました。そして、日中はアルバイトを始めました。そのころからようやく薬を飲むようになりました。それまでに2年の歳月が必要で、計6回の大発作がありました。規則的服薬後、発作はありません。昔の明るい彼女に戻りました。

この例のように、最初はきちんと薬を飲んでくれなくとも、そのうちに病気を受容し薬を規則的に飲んでくれるようになります。親はそれまで、辛抱強く待つ以外ないのでしょう。

6 成人てんかんは治るのか

2011年5月号

● 薬をやめることができるかどうか

　日本てんかん学会は、発作が長期間治まっている場合、無事に薬をやめることができるかどうかについて統一見解を出しました。

　てんかんとはじめて診断されてよく出る質問は、「この病気は治るんですか」、「いつまで薬を飲まなければならないのですか」という質問です。また、「発作が治まっているのに、あと何年薬を飲まなければならないのですか」、「どのような状態になれば、薬をやめることができるんでしょうか」などという質問も多いです。

　患者によっては、"早く薬を飲まないですむようになりたい"と焦る人がいます。そのような患者は、1〜2年間発作が起きないと、油断して一方的に服薬をやめてしまい、病院にも来なくなることが多いです。そして、発作再発という失敗をくり返すことも多いです。

　一方、長年発作がないのに、「薬をやめるのは怖いから減らさないでほしい」という患者もいます。このような患者は、過去に何回か断薬して失敗している患者です。

　もし服薬をやめるなら、医師の了解を得て、なおかつ半年に1回ぐらいの脳波検査をすることが望ましいです。そして、医師は服薬中止した際に再発の危険性を指導しなければなりません。

　このような場合の指導要領が、次のガイドラインです。ここに述べられているエビデンスを概略します。

● 服薬中止の指導要領ガイドライン

（1）小児のてんかんでは、予後良好なタイプのてんかんがあるので安心して薬をやめられるケースがある。「小児良性部分てんかん」とよばれるてんかん群。

（2）成人てんかんでは、特にこのような治りやすいタイプのてんかんはない。

（3）多くの文献では、2年以上発作がない成人てんかんが服薬中止したあとの発作再発率は、1年後25％、2年後29％とかなり高かった。一般に発作再発率は、小児てんかん（20歳未満）は成人てんかんより低い。

（4）したがって、治療を終結するには再発の危険性、再発したときの不利益、就労や運転免許、生活の質に及ぼす影響を考慮し、最終的には本人と家族にゆだねる以外ない。

（5）① 再発の危険因子：発病年齢が青年期以降では比較的高い。
② 発作頻度：高いほど再発率は高い。
③ てんかん類型：「特発性部分てんかん」以外は、てんかん類型に関係はない。
④ 脳波異常は、発作の再発と関連がある。したがって服薬減量中、あるいは服薬中止後も脳波検査が望ましい。
⑤ 長期に発作がなく服薬中止した場合、仮に再発しても治療再開により、再び長期にわたって発作抑制が可能。

　私は、上記以外にも特に薬の減量中や中止を試みた際には、"十分な睡眠"をとるように指導しています。

VNS（迷走神経刺激療法）

　VNS（迷走神経刺激療法）は、最近「難治てんかん」の治療に用いられるようになりました。2011年1月に認可が下り、保険診療も認められ、正式にてんかん治療の仲間入りをしました。薬物でどうしても発作が止まらない、「小児難治てんかん」に用いて、比較的良い成績を得ています。

　手術は、比較的簡単です。首のところを切開し迷走神経を出して、そこにらせん状に電極を巻きつけ、ちょっと離れた胸に刺激装置を入れる手法です。副作用として、声がかすれることがあります。また、極めてまれではありますが、刺激により不整脈が起こりVNSを断念した例もありました。

　私の患者で、現在VNSを行って効果をえている人がいます。40歳を超えた「レノックス・ガストー症候群」の女性です。知的障害を合併し、毎日数回以上、強直発作を起こします。脳梁離断術（のうりょう）も行いましたが、発作は改善されませんでした。脳神経外科でVNS手術をしたあと発作が半減し、発作自体も弱くなりました。

　刺激を発信するスイッチが腕についているので、発作が起こりそうなときには、患者自身がそれを操作することができるようにもなりました。迷走神経刺激療法は、発作に対してかなり強力な抑制効果をもたらすそうです。

　「日本てんかん学会」ガイドラインでは、【VNSの適応判断ならびに刺激装置植込み術は、「日本てんかん学会」専門医ならびに「日本脳神経外科学会」専門医の資格を有する、てんかん外科を専門に行っている医師が行う】となっていて、誰でもできる手術ではありません。

2章
身近な問題

1　てんかん患者の障害
2　不器用さ
3　こだわり
4　運転免許
5　働くこと
6　親と子の関係
7　医師と患者の信頼関係
● 数珠の功徳

1 てんかん患者の障害

2003年6月号

● 自分には障害があると考えますか

　さて、発作をもっているご自身、あるいはご家族の皆さん、発作に関連して障害があると考えますか。あるとすればどの程度と考えていますか。障害を、正しく客観的に判断することは大切なことです。しかし、これが大変難しいのです。自分の欠点を見過ごして自分を過大に評価すると、人の目には、ひとりよがり、勝手、わがままとうつるかもしれません。そこで、人の意見もよく聞くことが大切になります。

　人の意見をよく聞いて、それをおおいに参考にし、反省するところを反省し、そして自分にミガキをかけ、生活範囲を広げていくことが大切です。

● 日ごろ遭遇する障害について考える

　次に、てんかん発作をもっている人々が、常日ごろ遭遇する障害について具体的に考えてみましょう。

（1）発作によるハンディキャップ
　　　発作による障害を改善することは、個人の努力では難しいです。かつての私の調査では、就職する意欲も気持ちも十分あるのですが、倒れる発作が月に1回以上あれば、また、倒れないが動きが止まり意識を失う発作が週1回以上あれば、就業率は一段と下がります。その場合、外部からの援助が必要になります。

（2）知的障害によるハンディキャップ

軽度の場合には、ハローワークの障害者窓口で相談するか、あるいは職業訓練校などを利用しましょう。

（3）手先の不器用によるハンディキャップ

動作が遅くて不器用なてんかん患者は、大変多いです。
早い時期からの練習での改善を期待しましょう。

（4）引っ込み思案というハンディキャップ

長い治療歴をもつ青年に多いです。学歴には関係がなく、社会性が貧しいともいえます。積極的に外に出て、みんなと接しましょう。がんばり次第でどうにでもなります。

（5）人間関係が苦手なハンディキャップ

人嫌いになってしまった人。まずあいさつから始めてみましょう。「あいさつ」ができるようになったらしめたものです。がんばり次第でどうにでもなります。

以上、てんかんと障害について考えてみました。

自分のハンディキャップをよく認識して、無理のない現実的な対応が必要です。

2 不器用さ

2005年7月号

● 不器用だからといって優れていないわけではない

　世に不器用な人は多いです。持ったものを不用意に落として壊してしまう、物を上手につまめない、指の細かい早い動きが苦手、不用意につまずく、怪我しやすい、早く走れない、紐を上手に結べないなどです。
　器用さは、口の動きにも現れます。器用な人は、口の動きも滑らかですが、不器用だと、舌が粘っこく発音が不明瞭になります。
　しかし、器用な人が必ずしも優れているとは限りません。器用貧乏などということばがある通り、何事も器用にこなしますが、いつも損していてお金には縁のない人もいます。一方、手先は不器用ですが、仕事はしっかりしていて社会に出て成功する人もいます。
　器用さには、"細かい運動がよくできる"ということと、さらに、"動きが早い"という意味があるようです。何を作らせても動きは早いですが、できたものは雑という人もいます。一方、仕事は遅いですが、丹念で細かいところまでしっかりしていて優れたものを作り出す人もいます。したがって、器用な人が必ずしも優れているわけではないといえます。

● てんかんの人に多い

　てんかんの人を多数診ていると、不器用な人がかなり多いことに気付きます。これは、簡単な診察、検査ですぐにわかります。指タッピング試験といって、例えば左手の甲を右手で軽く何度も叩くような動作をさせると、

不器用な人とそうでない人の区別がつきます。またこれで、どちらが利き手かもわかります。利き手のほうが動きが早くて上手です。

てんかんをもつ人の場合、不器用であれば日常の家庭、社会生活上大きな支障になっていることが多いです。"動きが遅く下手"と評価されます。しかし、"忍耐をもって丹念"に仕事ができれば、それは不器用さをカバーしてくれます。しかしてんかんをもつ人は、しばしば"忍耐と丹念さ"も欠けている場合があるのも残念ながら事実です。なぜ、そうなるのでしょうか、それらの原因は何でしょうか。

● 脳の発達障害のひとつ

不器用は、脳の協調、共同運動の障害です。例えば、目の前に飛ぶ虫を捕まえる動作を考えてみましょう。目で目標を定めて、相手の動きを読んで、素早くかつ正確に目的の位置まで手を運ばなければなりません。これは、目から得られた視覚的情報と手の運動が、互いに協調しながら動くことが必要で、視覚をつかさどる後頭葉と主に運動をつかさどる大脳運動領野と小脳が、密接に共同して働かなければならないのです。かなり高度な脳の働きです。

不器用は、脳の発達障害のひとつでもあります。目の前の動いている物をつかむ動作は、5歳児にはできません。しかし、ゆっくり動くものなら10歳児にはできます。ハエのように素早く動くものを素手で捕まえるのは大人でも無理ですが、ハエ叩きで叩くことはできます。

通常子どもにはまだできませんが、成長するにしたがってできるようになるのは、脳が正常に発達している証拠です。成長してもできない場合は、発達障害の可能性もあるので、練習が必要となるでしょう。

3 こだわり

2005年8月号

　最近、知的障害のある人を診療する機会が増えました。てんかん、知的障害、自閉症などが、互いに重複している例が多いです。知的障害がある人にはこだわりが多く、家族や職員がその対応に苦慮しています。てんかん発作があれば、その対応はさらに困難になります。

● お風呂やトイレに毎日何時間も入る症例

　最近、次のようなこだわりをもつ症例にあいました。30歳代後半の青年で、中等度の知的障害と自閉症的傾向とてんかん発作をもちます。単純な会話は可能ですが、こみ入った会話はできません。間違ったことを指摘してもなかなか理解してもらえません。無理に説得を試みようとすると、情緒不安定になります。好きなようにさせていると、安定しています。てんかん発作は、大発作で数年に1回程度です。

　彼のこだわりは、長時間のトイレとお風呂です。彼は、作業所から帰ると几帳面に手洗いをします。夕食後はお風呂に入りますが、それが数時間に及びます。丹念に体を洗ったり、ひげを剃ったり、湯船を出たり入ったりを何回もくり返します。4～5時間は入っています。彼がお風呂を使っている間は、もちろん家族は使用できません。

　朝は、トイレも長いです。数時間はトイレに入っています。その間、家族はトイレを使えません。「ちょっとトイレを使わせて」といって強引に彼をトイレから引き出すのも可能ですが、言い争いになってしまうのでや

むなくもうひとつのトイレを作りました。このような状態ですので、作業所には午後のみ行っています。

　最近母親が疲れ果てたので、彼をショートステイ施設で宿泊させました。もちろんショートステイを受け入れるためには、何回も見学を重ねる必要はありましたが、彼はどうにか納得して短期入所を受け入れました。

　彼のこだわりであるトイレとお風呂はどうなったのでしょうか。驚いたことに、施設では何の問題もないのです。トイレやお風呂の長時間の使用はなく、他の利用者と同じようにトイレも入浴も短時間ですませるので、施設の職員は、自宅で長時間トイレや風呂場を占領するという事実は信じられないと言います。

● 強烈な印象が脳に刷り込まれこだわりになる

　彼のこだわりは、1日の生活パターンでした。毎日の決まったパターンを変えたくないのです。作業所から家に帰り、同じ場所で手を洗い、同じ場所でお風呂に入り、翌朝は決まった時間に同じトイレに入る。これは彼のリズムであって、生活のパターンです。場所が変われば昔のパターンは通用しないのです。しかし、家に帰れば再び同じ生活パターンとなります。彼の脳には、この生活パターンが刷り込まれていて、この習慣から脱することができないのです。

　このこだわりは、どうやらある日突然にできるものらしいです。何かのきっかけである体験が強烈な印象を生み、それが脳に刷り込まれるようです。ある日、ある時、ある人との会話が強く脳に刷り込まれ、その後そのことをくり返して執拗に話をするようになる、などという例もあります。こだわりが生ずるメカニズムがわかれば、その対応にも光が見えてきます。

4 運転免許

2003年5月号

● 現実に即していなかった

2002年までてんかん患者には、自動車の運転免許が許可されていませんでした。【てんかん患者には運転免許を与えない】と、法律に明記されていたからです。いったんてんかんと診断されると、状況のいかんに関わらず運転免許は取れないことになっていました。

しかし現実には、かなりのてんかん患者が自動車を運転していたのも事実です。てんかんという病名を隠して免許を取得していたことになるわけですが、それでもあまり大きな問題になっていなかったことは、裏を返せばこの法律は現実に即していなかったともいえましょう。

しかし、まれではありましたが、運転中に発作を起こして事故につながったというケースもあります。十数年前に、医事新報でこのような事例が出され法律家の結論として、患者のみならずそれを見過ごした医師も同様の責任があると結論し、議論をかもし出しました。

● 運転免許交付の条件

いずれにせよ、この法律が現実にそぐわなくなったことから、【障害者に係わる欠格条項の見直しについて】(1999年8月)に基づき新しい道路交通法(2002年)が施行されました。

その基本は、"どのような病気でも一律に運転免許を禁止するのではなく、ある条件を満たせば運転免許を交付する"ということになりました。

それでは、てんかんの場合にはどのような条件があるのでしょうか。新しい道路交通法は次のように述べています。

（1）発作が過去5年以内に起こったことがなく、医師が「今後、発作が起こる恐れがない」旨の診断を行った場合。
（2）発作が過去2年以内に起こったことがなく、医師が「今後、X年程度であれば発作が起こる恐れがない」旨の診断を行った場合。
（3）医師が1年の経過観察の後「発作が意識障害及び運動障害を伴わない単純部分発作に限られ、今後症状の悪化の恐れがない」旨の診断を行った場合。
（4）医師が2年間の経過観察の後「発作が睡眠中に限って起こり、今後、症状の悪化がない」旨の診断を行った場合。

（＊2015年現在も同等条件）

　このように、てんかんでもある一定の条件を満たせば運転免許が取れることになりました。それには、医師による臨時適性検査を受けるか、主治医の診断書が必要になります。今後、てんかん学会認定医（臨床専門医）がその役割をもつことになるでしょう。

● 医師が判断し試験に合格しなければ

　障害があっても"運転できる能力"があれば、運転が可能とみなされるようになったのですが、この"運転できる能力"とは、誰がどのような基準に基づいて決めるのでしょうか。自分は、"運転能力がある"と思っても、他人から見れば"危ない"と思われることも少なくありません。
　道路交通法では、発作に関しては"医師が判断"し、技術的には"試験に合格"しなければなりません。

5 働くこと

2003年9月号

● フリーターの共通点

　最近の若い人々に、いわゆるフリーターが多く見られるようになりました。働く能力もあり、学歴もあるのですが、定職に就かず、アルバイトなどをやりながら自由に過ごしている人たちのことのようです。

　就職難ということもありますが、"自分に合った仕事が見つからない"というのがその理由のようです。私からみれば、なんと贅沢な話なんだろうと思います。

　自分に合った仕事などは、そんなに簡単に見つかるものではないし、そもそもどういう仕事が自分のやりたい仕事か、自分のやりたい仕事のイメージをしっかりと頭に描いているかどうかさえ、疑わしい人が多いように感じます。

　私は、ある大学の校医として精神保健相談を引き受けています。その大学でも、卒業しても気に入った仕事が見つからないので、やむなく大学院修士課程に進む人が多くなってきました。そして、大学院修士課程を卒業する時にも再び同じような問題に遭遇するので、大学院浪人が多くなっています。そのような人によくみられる共通点として、次のような点があげられます。

　（1）意欲に欠けている：力強さが感じられないことが多いです。
　（2）現実的ではない：夢のような将来を考えている、常に迷っている、将来の展望がない、などです。

（3）ストレスに弱い：他人の何気ないことばで落ち込みやすい。特に、上司や異性の友達からのひと言が大変こたえる場合が多いようです。
（4）社会性が貧しい：人間嫌いになり、閉じこもってしまう人が多くなりました。

以上のことは、てんかん患者の中にも当てはまる人がいるようです。

● 意欲が欠けているのは発作のせいなのか

最近は、脳の外科治療で発作が完全に止まった人も多く見受けられるようになりました。学歴もあり、身体に不自由もないし、能力もあるので、発作が止まったら何でも仕事ができそうに思えるのですが、そう簡単にはいきません。ある日突然発作がなくなったので、戸惑っているケースが出てきます。そして、これまでの欠点が表に出てくるのです。そこで、リハビリテーション、社会復帰の訓練が必要になるのですが、意欲のない人を動かすことはなかなか容易ではありません。

私の患者でも、脳外科医にお願いして手術をしてもらい、成功して発作はなくなったのですが、どうしても社会復帰ができない人がいます。このような人にも、今後引き続き根気よく働きかけていきますが、外科手術の適応の条件として、"意欲があり、発作が止まったなら社会復帰が可能"という1項目を付け加えようかと思っています。

6 親と子の関係

2003年10月号

● 親と子どもの平行線

　私は、「国立精神・神経センター武蔵病院てんかん外来」(現・「国立精神・神経医療研究センター病院」)で、てんかんの診療に携わっていた時、外来患者の母親の求めに応じて、月1回日曜日に外来にて懇談会を開いたことがあります。これは意外と好評で、数年間は続きました。話は、主にてんかんの子ども(子どもといっても成人に達した人)を抱える親の苦労話であり、同じ悩みを抱えて途方にくれている親が出席しました。私は、単に話の聞き手であり、時にはアドバイザーにもなりましたが、主に悩み苦しんでいる母親たちが自分自身で解決を模索する集会でした。

　ここに、患者でもある子どもも出席してもらおうとなって、患者自身も懇談会に出席するようになりました。そこでしばしば見受けられる風景は、"親と子どもは永久に交わることのない平行線をたどっている"ようにみえたことでした。

　親が、「いかに親の心配を無視して子どもが勝手なことをやっているか」を言えば子どもは反発し、「いつまでも籠の鳥みたいに扱うな」と主張し、両者は決して交わることがなく、結局黙ってしまうのはいつも親でした。そのうちに患者である子どもたちは、「親と一緒に話していても面白くない、俺たちは俺たちだけで集まろうぜ」ということになりました。しかし子どもたちだけの集まりは、世話人がいなかったせいで長続きはしませんでした。しかし、この懇談会から私はさまざまなことを学びました。

● てんかんは治療へのとっかかりは容易

　親は、障害をもつ子どもからなかなか子離れができないし、子は親の心配を無視して、あるいはそれに反発して、大胆な行動をとることがあります。そして親が、そのような子どもの信頼を獲得するのには、時間と忍耐が必要です。もちろんこのような親子断絶は、てんかん以外の一般の親子関係でもありうることです。

　"治療が必要"ということを、子どもに納得させるのが難しい病気もあります。しかし、てんかん患者の場合には、少なくとも薬を飲まなければならないということを、患者自身、子どもがすでに了解しているので、たとえ平行線であっても治療へのとっかかりが容易です。決して心配はいりません。

● あまり心配しすぎないように

　この親と子の関係は、時にはギクシャクして、強い緊張と葛藤を生むことがあります。そういう観点から親子関係をみると、それはいつまでも交わらない平行線ともいえるでしょう。親はいつか腹をくくって覚悟を決める必要があるのかもしれません。

　【身を捨ててこそ浮かぶ瀬もあれ】ということわざがあります。川で溺れそうになってもがいている人が、覚悟を決めてもがくのをやめたら、実は川底は浅くて背が届く深さであった、という意味です。

　親の深刻な心配や不安は、実はさほど心配するほどのことでもなかったことはよくあることです。てんかんの子どもをもつ親御さん、将来はどうにかなるものです。あまり心配しすぎないようにしましょう。

7　医師と患者の信頼関係

2003年11月号

　前回は、親と子の関係について考えました。てんかんの子をもつ親の悩みと心配は深刻ですが、病気である子ども自身はそれほど深刻に感じていない場合が多く、その結果、親の心配の材料がますます増えることになりますが、あまり心配しすぎないようにしましょう。さて今回は、医師と患者との関係について考えてみましょう。

● 治療は信頼関係から始まる

　医師と患者が互いに信頼し合って、よい関係を築くことは非常に大切です。それには、双方が努力して信頼を勝ち取っていく必要があります。

　（1）患者の信頼がえられないのは医者の負け

　私は、"患者の信頼がえられなければ、それは自分の負け"と理解しています。信頼がえられるかどうかは、出会いの最初の3分が重要なようです。ことば以外にも、態度、目つき、振る舞いなどから、患者はこの医師が信頼できるかどうか直感的に読み取ります。

　医師は患者の多彩な訴えのうち、何が重要であるかを考え、必要であれば重要な情報を引き出そうと、患者の心に無理やりに侵入します。しかし、患者がこれを嫌がる場合もあります。

　医師は、患者が何を嫌がっているのか、患者は、医師が何を聞きたがっているのかを理解することが大切です。

そのようなやり取りを通して、信頼関係が生まれるのです。いったん信頼関係ができると大変治療がしやすいし、難しい患者もすっかりいい子になるのです。

（2）患者も勉強して症状を把握し伝えることが大切

　医師が一番嫌がることは、あいまいな訴えが多く、何が重要で何が重要でないかよくわからず、ただむやみに時間が過ぎることです。

　患者は、自分の症状をしっかりと把握して、医師に要領よく話をすることが大切です。そしてどうしてほしいのか、自分で自分の考えをまとめておいていただければ大変助かります。

　治療を受ける側も勉強することで、医師との良い信頼関係が始まります。

（3）医師に納得いかないときはセカンドオピニオンを

　しかし実際には、信頼関係を作れない場合があるのもまた現実です。医師の説明に納得がえられない場合は、セカンドオピニオンとして他の医師に相談することも、正しい選択肢のひとつでしょう。

"こだわり" － 数珠の功徳

　自発言語はありませんが、簡単なことばや状況は理解できる比較的重度の知的障害がある男性の話です。従来はおとなしい子でしたが、以前から異食がありました。プラスチック、ごみ、庭の砂などを手で持ち遊んでは、それを口に入れ飲み込むのです。この異食という行為は、時として危険で厄介です。瓶のキャップや砂など、小さいものは通常は数日後に便と一緒に排泄されますが、プラスチックの玩具など大きなものは内視鏡で取り出す以外ありません。時には、内視鏡でも取り出せず胃の手術が必要になったケースもあります。
　母親は、彼が庭の砂いじりが好きだったことを見て、手に当たる感触を楽しんでいると考えました。そして試しに数珠を渡してみました。直径1センチほどの木の球が20個ほど糸で繋がっている数珠です。それを渡したところ、彼は気に入ったらしく手のひらでくり返し握って、1日中それで遊ぶようになりました。ひとつの数珠はかばんの中、もうひとつの数珠は手に握って、彼はハッピーです。握ると、木の球が互いにこすれ合い心地よい音を奏でます。彼の異食もなくなりました。
　知的障害者の多くは、あるひとつのものにこだわるという傾向があるようです。気に入ったシャツを決して離さず、ボロボロになって着れなくなっても離さなかったり、東京タワーのおもちゃにこだわり、壊れてもそれを離さないなどは、よくみられる光景です。

　数珠の話もこの類なのですが、彼の好きな"こだわり"を新たに見つけてあげることによって、異食という悪癖がなくなりました。このように、こだわりも悪いことばかりではありません。逆に、こだわりを利用してよい方向に導くことも可能です。この数珠を発見した彼の母親に敬意を表したいです。

3章
伴う症状の問題

1　幻覚症状
2　幻覚妄想状態
3　うつ病
4　不安とパニック
5　強迫神経症
● てんかんと物忘れ

1 幻覚症状

2003年12月号

● 5～10％くらいの割合でみられる症状

　特に心に悩みを抱える患者は、自分の悩みを誰かに相談し、理解してもらいたいと思っている人が多いようです。しかし、一般に相手を信頼するまでは容易にその話をしません。頭がおかしいと思われたり、入院させられたりするかもしれないと警戒しているからかもしれません。このような症状のひとつに幻覚があります。

　幻覚には、幻視、幻聴、幻臭、体感覚幻覚などがあります。てんかん患者の場合、これら幻覚症状は発作の一症状として出現することもありますが、発作とは関係なく出現することもあります。

　発作症状のひとつであれば短時間に終わってしまいますが、発作と関係なく起こる場合は、かなり長い間、例えば数週間、数カ月続く場合もあります。その場合は、てんかんが発症して10年ないし20年と長い治療を経過しているうちに、突然出現することが多いようです。これらの症状は、てんかん患者の5～10％ぐらいの割合でみられます。

● それぞれの幻覚症状の特徴

　幻視は、実際にはそこにいない人や物が見える場合で、例えば人間の顔が多数見える、昔の風景が見える、幽霊のようなものが見えるなどと言います。そしてそれらが動いたり自分に話しかけたりすることもあるようです。

幻聴は、人の声が多いようです。主に自分を非難したり、自分に指図をしたり、あるいは数人集まって自分の噂話をしているように感じます。その声は現実の声とちょっと違って、頭の中でささやくような小声でしゃべるので、現実の声と区別がつく場合もありますが、現実の声と区別がつかないのですっかり本当の声だと思って、声の命令する通りに動いてしまうこともあります。

　発作による幻臭は、なんとも表現しがたい、嫌な臭いが発作的に出現することが多いのですが、発作と関係のない発作間欠期の幻臭は、主に自分が"悪臭を発している"という思い込みが多いようです。悪臭は、ほとんどがおならが出ていると思っています。これを、"自己臭"といいます。周りの人が「臭い」と言っているのが聞こえたとか、「周りの人が鼻をつまむので臭がっている証拠だ」と言い張ります。訂正不可能なほど信じ込んでいるので、間違いだ、思い過ごしだと説得してみても無駄なようです。無理に説得しようとすると、逆効果を招き不信感を抱かせます。

　体感覚幻覚は、身体を虫が走っている、手足が伸びたり縮んだり、内臓がよじれたりと、奇妙な体の異常感覚を訴えます。

● 病気から逃げずに相談を

　以上の幻覚症状は、アルコール依存症や薬物・覚せい剤中毒症などの場合や、統合失調症の場合などにもみられます。また老人では、夜間暗くなると幻視が出現したりします。これらの症状は、抗てんかん薬では治りません。抗精神病薬といわれる薬物で治療しなければなりません。

　最近は、新しい良い薬ができていますので、このような幻覚症状が出現しても驚かず、病気から逃げずに早めに精神科医師に相談することが大切です。

2 幻覚妄想状態

2004年1月号

　てんかん患者に比較的よく見られる幻覚は、しばしば妄想と一緒になって現われることがあり、これを幻覚妄想状態といいます。急激に発症して一過性で終わる場合や、あるいは数年と長期にわたって長引く場合があります。今回は、この幻覚妄想状態について話します。

● てんかんと心の問題

　この症状は、統合失調症の症状と極めて似ていて、症状面からは区別することは困難です。てんかん患者でこの症状を示す割合はかなり多く、特に「側頭葉てんかん」や「前頭葉てんかん」などの「部分てんかん」で、発作がなかなか止まらないでいる人では、その出現頻度は10人に1人ぐらいの割合でみられます。このような症状は、成人のてんかん患者に多くみられます。出現頻度は、一般人口と比較して飛び抜けて高く、"てんかんと密接に関連した脳の病気の表れ"と解釈したほうがよいようです。

　このような妄想があると、患者はどうしてもイライラして不機嫌になり、時には引きこもったり、乱暴になったりすることがあります。

　てんかんと心の問題を話すときには、どうしてもこのような事態も起こりうるということを避けては通れません。

● それぞれの幻覚妄想状態の特徴

　最も多いのは、関係妄想です。他人の何気ない行動やことばが自分のこ

とを言っているように感じるのです。例えば、道を歩く知らない人が、あるいは隣近所の人が、または会社の同僚が、"顔を背ける"、"意味ありげな動作をする"、"こそこそ自分の噂話をしている"などと全て自分に関係のあるような解釈をして信じてしまう場合です。

　あるいは、被害妄想といわれる妄想で、自分の悪口を言っている、自分をばかにしている、夜中に車で来て騒音を撒き散らす、意地悪するなどと感じるものです。

　また、追跡妄想といって、ストーカーのように自分を追いかけてくる人がいると思い込み、警察に駆け込んで救いを求めたりする場合があります。

　このような妄想状態は、多くは一時的な現象で、治療により短期間（1カ月ぐらい）で消えてしまう場合が多いのですが、中には長期間続く場合もあります。

● どう接したらよいのか

　このような患者が近くにいた場合は、どう接したらよいでしょうか。これらの妄想は、確固として信じているので、いくら気のせいだ、思い過ごしだと説得を試みても訂正は不可能です。無理に間違いだと説得しようとするとかえって逆効果になり、本人を怒らせ、苛立たせる結果にしかならないでしょう。本人の話をよく聞き、精神科医とよく相談して、薬を飲むようにすすめましょう。最近は良い薬が沢山出てきて、このような精神症状も比較的よく治るようになりました。

　このような精神症状とお付き合いするのは大変なことですが、優しい心で対応していくことが大切です。

3 うつ病

2004年3月号

　てんかん患者にうつ病が多いかどうかについては、多くの議論がありまだはっきり結論が出ていません。しかし、多くの調査ではてんかん患者にはうつの症状が多いと報告されています。

● 特に恥ずかしがる必要はない

　うつの症状として、抑うつ気分、意欲の低下、興味の喪失、強い不安感などがあげられ、その原因として、発作への不安、病気への恨み、自尊心の障害、個人的羞恥心、就労の困難性、低い経済状態、社会的汚名などの、社会・心理的環境があげられています。

　うつになると落ち込んで気力がなくなり、人と会うことも話をすることもおっくうになり、電話にも出られず、仕事や家事もできなくなります。

　それまで興味があったスポーツや音楽などにも興味を示さず、新聞やテレビも見ないで1日中寝込むことが多くなります。時に焦燥感が現われることもあります。不安やイライラ感が強くなり、落ち着いてじっと座っていることができなくなります。

　通常朝から午前中は調子が悪く、夕方になると気分がやや良くなるという"日内変動"があることが多いです。このうつ状態は、ストレスがたまれば誰にでも起こりうる現象で、特に恥ずかしがる必要はまったくありません。最近では、良い抗うつ薬が沢山出ていて病状もすぐに良く

なる場合も多いので、早めに治療に取り組むことが大切です。

● 不安感から起こる前兆

　不安感そのものが、発作症状であることもあります。特に側頭葉内部は、記憶の中枢と同時に感情の中枢でもありますので、この部位から起こる発作の最初の兆候が、不安や恐怖感のことも多いです。

　本人は、これらの兆候を前兆として自覚し、「なんとも表現しようのない嫌な感じ」と言います。普通は、この前兆のみで終わることが多く必ずしも強い発作を伴いませんが、これが頻回に起こると、1日中不安な感じが残り、家の中に閉じこもってしまうこともあります。

● 逆に楽天的な人も

　しかし、てんかん患者の中には、性格的に楽天的な人もいます。発作をもつ人や家族に不安やストレスは多いですが、患者本人は発作の最中の出来事をまったく覚えていないので、意外とさばさばして発作があっても意に介さない人もいます。家族の心配と不安とはまったく対照的ですらあります。

　楽天的なのは大変結構ですが、そのため薬を飲み忘れたり怠ったりすることはいけません。飲みたがらない理由をよく聞き、厳重に注意すべきでしょう。

4 不安とパニック

2004年4月号

　不安とパニックは、いずれも神経症（ノイローゼ）の中の不安性障害に含められています。この病気の中には、漠然とした不安がいつも付きまとっていて、「1日として安心できる時がない」という人がいます。これを全般性不安障害とよびます。これに反して、パニックが突然何の誘引もなく発作的に起こるという人もいます。これを、パニック障害とよびます。

● 不意に誘因なく出現する

　パニック障害は、動悸、めまい、冷や汗、息苦しさ、呼吸困難、死の恐怖などが、身体の内部からこみ上げてきて、いたたまれなくなる発作で、多くは10分程度で頂点に達します。この出現頻度は高く、一般人口の3.4％という報告があり、てんかんの出現頻度よりはるかに高いです。男性では25〜30歳、女性では30〜35歳にピークがあり、女性は男性より3倍も高いです。

　これは、不意に誘引なく出現するのが本来の特徴で、そのようなときにはてんかん発作と誤られてしまうこともあります。

● 生活習慣がすっかり変わってしまう

　この発作を一度経験すると、また同じ発作が起こるのではないかという不安が生じて、その結果パニックが起きたときに逃げることが困難な状況を回避するようになります。そして、電車、バス、高速道路などの公共交

通機関を利用できなくなることがあります。特に混んでいる電車は苦手で、途中何らかの事故で停車したりするとパニックになるという人が多いようです。窓の開かない電車、トイレの付いていない電車、高速道路、渋滞などが苦手で、どうにか電車に乗ったとしても、停車駅が少ない急行や特急電車を避けて各駅停車を選び、しかも何回か途中下車してようやく目的地まで到達する人が多いです。

したがって、生活習慣がすっかり変わり、社会的障害度は大変高くなります。閉所恐怖、高所恐怖、対人恐怖、吃音、あがりなどもみられるようになることが多いです。

そして、発作により死んでしまうのではないか、発作により気が狂ってしまうのではないか、重大な病気が隠れているのではないかなど、非現実的で実際には起こりえないことを憂慮するようになります。不安が不安をよぶといえます。

● 身体的な不定愁訴へ

このような不安をもつ人は、また身体的な訴えも沢山抱えていることが多いようです。これを身体的な不定愁訴といいます。めまい、動悸、頭痛、腰痛、手足のしびれなど、数えられないほど沢山の訴えがあり、医者に行って検査してもらったが何ともないと言われ、医者を信じられなくなり、たびたび医者を変えるという状況に陥ることがあります。

これらの不安や身体的不定愁訴は、てんかんをもつ患者に大変多く、てんかん発作と区別しなければならない場合もあります。ここに、これらの精神症状にも詳しいてんかん臨床医が求められる理由があります。

5 強迫神経症

2004年5月号

前回は、てんかんと不安とパニックについて話しました。パニック発作の出現頻度は、てんかんの発症率の3倍も高いです。最近は、良い薬が市販されるようになっており、治療効果も上がってきています。

また、パニック発作とてんかん発作の症状がかなり似ているので鑑別も必要になります。パニック障害では、脳波の異常は出現しませんが、てんかん患者の中でもパニック障害を併せもつ人もおり、その際には脳波の異常もありうるので、精神科医でなおかつてんかん専門医への相談が必要になってくるでしょう。今回は、強迫性障害について話しましょう。

● 本人の意志に反してくり返される

強迫性障害とは、本人の意志に反してくり返し何回も出現するある種の"考え"、あるいは"行動"で、例えば、わいせつな考え、子どもを殺す衝動を抑えられなくなるかもしれないという考えが、際限もなく何回も頭に浮かぶ場合などです。

また、過度な確認癖のため、何回も戸締りを確認するとか、異常な整理整頓や潔癖性のため、長時間何回も手洗いするとか、部屋中のごみや髪の毛を捜して歩く、自分のものを絶対に他人に触れさせないなどがあり、そのために毎日長時間そのことに時間を費やし、本人はもとより家族の日常の生活にも大きな支障をきたすことがあるようです。

本人は、それが無意味でばかげたことと自覚していて、やめようと努力

するのですが、努力するとかえってひどくなり、そのため精神的に苦痛を覚えるのです。

● 支えるのは家族だけでなく、周りからの援助が必要

これに似たものに、知的障害者や自閉症児のこだわりや常同行為、自傷行為などがあります。

長時間の入浴、トイレの占拠、特定の紙遊び、身体揺すり、頭揺すり、抜毛、頭叩き、身体を引っかく、手を噛むなどの行為です。知的障害者では、これらの行為が無意味であることがわからずやめようとする意思もないことが多いので、強迫性障害とはいえませんが、不自然で不必要な行動をくり返すことで、本人及び周囲の人が支障をきたす点では違いがありません。

執着的で几帳面なてんかん患者も少なくはありませんが、これら強迫性障害を併せもつ人も多いです。また、知的障害者や自閉症児で、常同行為、自傷行為もあり、かつてんかん発作を併せもつ人も多いです。

これらの患者の中には、その程度があまりにもひどく、例えば1日中トイレと風呂場を占領され、家族は隣家のトイレを借りなければならないような場合もあります。これらの患者を支えるのは、家族だけでは到底無理です。周りからの援助や地域での組織的な援助、ケアが必要になります。

最近、新しい抗精神薬である〈SSRI〉（選択的セロトニン再取り込み阻害薬）、〈SNRI〉（セロトニン・ノンアドレナリン再取り込み阻害薬）などが開発、市販されていて、中には上記の強迫性障害や常同行為、自傷行為にも有効なことが報告されているので期待がもてます。

てんかんと物忘れは関係があるのか

　物忘れは、老人やアルツハイマー病などでみられる症状で、昔のことは比較的よく覚えていますが、最近の出来事が覚えられず、そのため日常の家庭、社会生活に支障をきたしている場合が問題となります。てんかん患者でも、記憶力が悪くなってきたと訴える人がかなりいます。

　本当にてんかんと物忘れは、関係があるのでしょうか。この問題は、まだはっきり結論がえられていません。

　しかし、特に「側頭葉てんかん」で発作が止まらない人は、物忘れを訴える人が多いようです。脳の一部である側頭葉の内部に海馬という場所があります。ここは記憶の中枢で、この部位が侵されると記憶力障害が起こることがあります。また、この場所はてんかん発作が最も起こりやすい場所にもなっているので、てんかん発作と記憶力との関係が疑われる理由はここにあります。

　この記憶の中枢は左右の脳の両側にあるので、片方のみが侵されても障害は起きませんが、両側が侵されると著しい記銘力の障害が起きます。アルコール性脳症、脳外傷、ウイルス性脳炎等で、両側の側頭葉が侵されることがしばしばありますが、この際、「クリュウバー・ビュウシー症候群」とよばれる著しい記銘力障害を主徴とする症状が出現します。

　てんかんの場合、両側の側頭葉が侵されることはあまりありませんので、このような著しい記銘力障害は起きませんが、発作の源になっている側頭葉を外科的に切除した場合、むしろ記銘力が良くなってくる例が多いことから、頻回な発作は記憶力に悪影響を及ぼすことが疑われます。てんかん発作を起こす脳が、健全な脳を巻き込むということでしょう。

　それから薬の影響も無視できません。多剤、多量の抗てんかん薬は、記憶力にも悪影響を及ぼすようです。したがって、できるだけ薬を整理して、必要最小限にする努力を怠ってはいけません。その点は、主治医とよく相談しましょう。

4章
妊娠・出産の問題

1　妊娠
2　妊娠と薬のガイドライン
3　出産
● 発作に負けることなく

1 妊　娠

2011年7月号

● 30数例出産しているが奇形児は1例もない

　抗てんかん薬を服薬しているてんかん患者が妊娠した場合は、特別な注意が必要です。私の経験では、"服薬中のてんかん患者に奇形児が生まれる可能性が高い"というかなり誇張した情報が一般に流れているようで、そのため、妊娠、出産を断念したり、服薬を中止する例が増えてきているように思います。患者が産婦人科の医師に聞いたら、「妊娠はやめたほうがいい」、「薬は飲まないほうがいい」と言われた、との話はよく聞きます。また、てんかん患者の出産は、高リスク出産ということで敬遠する産院も増えています。

　十分な注意を払っていれば、出産はさほど危険ではありません。実際、私の外来に通院している患者は、30数例近くが出産していますが、奇形児はまだ1例もありません。

● 比較的確率が低く注意して使えば安全な薬

　実例をあげましょう。30歳代後半の女性です。幼少の時、熱性けいれんが5～6回ありました。22歳で結婚、26歳で風呂場で倒れ、それ以来、3カ月に1回の全身けいれん発作と、倒れませんが意識が途絶えうろうろ歩きまわる発作が月数回みられるようになりました。脳波で側頭部に発作波がみられ、「側頭葉てんかん」と診断しました。当時、フェノバルビタール〈フェノバール〉90mg、バルプロ酸ナトリウム〈デパケン〉を1000mg服

用していましたが発作は止まらず、「側頭葉てんかん」の第1選択薬であるカルバマゼピンを使ったところ、300㎎で発作を完全に抑制できました。

「子どもがほしい」と言うので、近医の産婦人科医の指導の下、排卵誘発剤を試み、28歳の時に無事双子を出産しました。32歳で第3子を出産、さらに再び双子を出産、5人の子どもの母親となりました。母子とも健康で、子どもに奇形はありません。

カルバマゼピンは、バルプロ酸ナトリウムと併用されない限り、奇形の確率が低く安全な薬です。

● 勇気をもって子どもをつくってもいい

別の例をあげましょう。20歳代後半の女性です。「側頭葉てんかん」で、意識消失のみの軽い発作が月数回ありました。カルバマゼピン400㎎で発作をほぼ完全に抑制していました。妊娠したので産婦人科の診察を受けましたが、「抗てんかん薬は奇形の可能性がある」と言うので、服薬をやめるように指示されました。患者は、発作がしばらくなかったので薬をやめてもいいと考え中止しました。その結果、意識減損の発作が頻発し、緊急に来院しました。服薬の重要性、奇形の確率がさほど高くないことを説明し、服薬を再開し、無事出産しました。母子とも健康です。

このように、てんかんをもつ人もある程度の注意を払えば、無事子どもをつくることができます。しかし、てんかんをもつ女性が子どもをもつには、正しい注意が必要です。奇形の可能性のみならず、出産、授乳、育児にも配慮が必要です。

私は、「てんかんの患者さんでも勇気をもって子どもをつくってもいい」と説明しています。

2　妊娠と薬のガイドライン

2011年8月号

　前回は、女性てんかん患者が子どもを産むことに関して私の意見を話しました。最近、出産に対して臆病になっている傾向がありますが、十分な注意を払っていれば出産はさほど危険ではなく、奇形の確率もさほど高いものではありません。奇形の種類は、口唇裂、口蓋裂、心奇形が最も多く、小さな奇形については、抗てんかん薬との特異的な関連は疑わしいです。それでは、注意しなければならない点はどのようなことでしょうか。「日本てんかん学会」の取り組みとガイドラインをもとに話します。

● 妊娠ガイドライン

（1）服薬中の女性てんかん患者に奇形発生率はどれくらいか

　奇形が発生する可能性は、妊娠の最初の3カ月間で、この間、抗てんかん薬を服用していた全ての患者について調べた結果、平均奇形発生頻度は、11.1％（多剤併用者を含む、一般人口では4.8％）です。一般人口の倍以上で、10人に1人強になります。

（2）どのような薬剤が危険か

　単剤投与では、プリミドン（400mg以上服用者）14.3％、バルプロ酸ナトリウム（1000mg以上）11.1％、フェニトイン（200mg以上）9.1％、カルバマゼピン（400mg以上）5.7％、フェノバルビタール5.1％です。

（3）2剤の併用は奇形発生率が高くなる

　特に、バルプロ酸ナトリウム＋カルバマゼピン、フェニトイン＋プリミドン＋フェノバルビタールの組み合わせは悪いです。

（4）新しい抗てんかん薬

　2011年に発表されたデンマーク国内での調査（JAMA発表）では、ガバペンチン〈ガバペン〉、トピラマート〈トピナ〉、レベチラセタム〈イーケプラ〉、ラモトリギン〈ラミクタール〉の奇形発生率は3.2％で、一般人口の2.4％と有意な差はありませんでした。新薬は妊娠には安全です。

（5）胎児に奇形を避けるためには
① 抗てんかん薬は、必要最低限度にする。できるだけ単剤（1種類）に整理する。
② バルプロ酸ナトリウムは、徐放剤を使い、その量は1日 1000㎎以下（血中濃度70μg/mL以下）とする。カルバマゼピンの量は400㎎以下。フェニトインは200㎎以下。プリミドンは400㎎以下に抑える。
③ 2剤以上の場合、避けるべき組み合わせは、フェノバルビタールとカルバマゼピンの併用、あるいはフェニトインとカルバマゼピンの併用、あるいはバルプロ酸ナトリウムとカルバマゼピンの併用。
④ 葉酸の補充を行う。

以上の諸点について注意すれば、安全な出産が可能です。

3 出産

2012年3月号

● 出産時の異常や発作の頻度が増えるかどうか

　2009年、「アメリカてんかん学会」と「アメリカ神経学会」の小委員会が、合同で妊娠とてんかんについてのガイドラインを発表しました。"抗てんかん薬を飲んでいる女性が妊娠し、出産した時、母体側に異常が増えるかどうか"の検証です。つまり、出産時の異常や発作の頻度が増えるかどうかについて検討しました。そして、過去の文献を網羅的に検討し、次のような結論を出しました。

（1）陣痛、出産などに異常があれば、帝王切開の確率が高くなるのかを、過去の文献を網羅して検討した結果、てんかん患者での帝王切開の確率は、一般と比較して特に有意に多いとは言えない。
（2）出産が近づいた時、異常な出血や早期破水も多いわけではない。
（3）早期陣痛、子宮の早期収縮、不正陣痛、早産などの確率も特に多いわけではない。
（4）発作の再発も多くなるわけではない。妊娠前に9カ月間発作がなかった例では、妊娠、出産に際しても発作が再発することはない。
（5）但し、てんかん患者でタバコを吸う人は、早期破水、早産の確率がやや高くなる。

● 発作が治まっていない患者は対処が必要

　てんかん患者の妊娠、出産に際して、胎児に奇形が出る確率が問題となってきましたが、これに関してはすでにかなり詳しく検討され事実に基づいた結論が出ています。しかし、出産に際しての母体側の異常、発作が増悪する可能性などは、あまり議論されてきませんでした。

　これら母体側の異常に関する検証が、このガイドラインに示されています。これをみると、てんかん患者の出産は決して危ないものではないことがわかります。発作が治まっている患者では、出産に際して発作が再発する可能性も低いということです。

　しかし、まだ発作が治まっていない患者の出産に際しては、もう少し詳しい対処が必要になってきます。現に、出産の最中に発作を起こし、立ち会った産婦人科の医師や看護者が慌てたという事例もあります。

　私が経験した患者ですが、ある産院で出産しましたが、陣痛の最中に発作を起こしました。軽い発作で意識が完全に失われなかったので、立ち会った医師、看護者の慌てた会話を克明に覚えていました。

● 紹介医の役割

　てんかんの患者の出産は、当然産婦人科の先生にお願いしなければならないわけですが、その際、発作が悪化する可能性、陣痛、出産時に発作が起きた時の対処の仕方なども、丁寧に説明しておくのが紹介医の役割でもあります。そうすれば、産科医も安心して出産に立ち会うことができるでしょう。これは、手術や内視鏡などの検査でしばらく薬が飲めなくなる場合も同じです。紹介医はできるだけ詳しく、服薬の仕方、発作が起きた時の対処の仕方を指示することが大切です。

発作に負けることなく

　脳の奇形にもさまざまなものがありますが、ここで、「異所性灰白質」という脳の奇形をもつ女性の話をしましょう。

　14歳ごろからけいれん発作がありました。その後、20歳ごろより意識消失のみで、倒れない軽い発作に変わりました。気分が悪くなるという前兆に引き続いて意識を失い、何かしゃべったり、手を叩いたり、肩を叩いたりし、発作は週3～4回と難治な経過をとりました。

　発作はありましたが、結婚しました。私は、ただちに薬の減量に取り組み、カルバマゼピン<テグレトール>を3分の1に、フェニトイン<アレビアチン>を中止しました。そして、彼女は妊娠しました。「出産、育児は可能かしら」と、何度か本人を交え、家族、市の職員らとも話し合いました。また、紹介先の産婦人科医からも、「大丈夫ですか」と念を押されました。しかし、彼女の子どもを産むという決心は固かったのです。減薬によって発作はむしろ増えていたので、レベチラセタム<イーケプラ>を追加し、帝王切開にて無事女児を出産しました。

　出産後も、発作は相変わらず週数回あり、危ないことも沢山ありました。「ベビーカーを押していて駅のホームで意識減損し、気が付いたら3駅離れたところにいた」、「雪かきしていて、気が付いたら雪の中で倒れていた」などです。しかし、彼女は発作に負けることなく、何とか子育てをしています。子どもの生育も良いです。

　その後も発作が続いたので、ラモトリギン<ラミクタール>、トピラマート<トピナ>、ガバペンチン<ガバペン>などを試みましたが、いずれも無効でした。脳のMRI検査は、右頭頂葉、後頭葉、側頭葉に大きな脳回形成異常があり、脳の検査では異所性灰白質がありました。

　脳の奇形をもち、難治な発作があるにもかかわらず、出産、育児に励む彼女の姿を見ると「今後も無事であってほしい」と、願うばかりです。

5章
認知症と間違う問題

1　高齢初発てんかん
2　過去の記憶を失う症状
　　3　記憶発作
4　認知症とてんかん
　　● 記憶力検査

1 高齢初発てんかん

2011年6月号

● 発作が頻繁に起こると物忘れが目立つようになる

　最近、高齢者のてんかん患者に遭遇することが多くなってきました。もちろん、若年発症のてんかん患者が高齢化したという例もありますが、高齢になって、はじめててんかん発作を発症した例も多いです。

　高齢者の発作症状は、通常、非けいれん性で、軽微で、多様で、意識障害、失語、もうろう状態などが主です。大発作や全身のけいれんがあれば、迷わずてんかんと診断できるのですが、そのような大きな発作を起こす場合は比較的少なく、短時間意識がくもるだけで終わる場合が多いです。この間、何かおかしなことをしゃべったり、無意味に動きまわったりすることがあります。行き慣れた場所がわからなくなり、途中で戻ったりすることもあります。本人がおかしな発作に気づいていることも多いですが、発作にまったく気付いていない場合もあります。

　妻が、「今おかしくなったでしょ」と指摘すると「そんなことはない」と否定するか、あるいは、「今ちょっと考え事していたんだ」などと言い訳します。妻が、「病院に行こう」と無理にすすめると最後には怒りだし、そのため発見が遅くなり治療が遅れることがあります。

　このような発作が頻回に起こると、そのうち物忘れが目立つようになることがあります。同じことを何回も聞いたり、重要なことを忘れたりし、時に頻回な発作は、過去の記憶を消し去ることもあります。過去に皆と一緒に外国旅行に行ったこと、親の葬儀に参加したことなどを思い出せない

ことがあり、認知症と間違われたりします。

● 脳に何らかの傷がある場合が多い

　高齢初発てんかんの原因は、若者とは異なり脳血管障害（30～40％）が最も多く、次いで頭部外傷、アルツハイマー病、脳腫瘍などがあります。つまり、脳に何らかの傷がある場合が多いです。したがって、脳のCT検査、MRI検査などで、病変が見つかる場合が多いですが、3分の1は原因不明です。脳に傷がなくて起こる「特発性てんかん」は、若年者には多いですが、高齢者にはほとんどありません。

　治療に関しては、アメリカの「エキスパートオピニオン」（2005）によると、ラモトリギン〈ラミクタール〉、レベチラセタム〈イーケプラ〉、ガバペンチン〈ガバペン〉、カルバマゼピン〈テグレトール〉の順で有効でした。

　私の経験では、特にカルバマゼピンが有効です。しかも、少量で発作が完全に止まっている例が多いので、私はこれを第1選択薬にしています。これで止まらなければ、躊躇なくレベチラセタムを使います。発作が治れば物忘れも改善します。しかし、いったん失った記憶は戻りません。

　なお高齢者には、心血管障害（失神発作）、脳血管性障害（一過性脳虚血）、片頭痛、薬物中毒（アルコール離脱）、感染症（急性脳症、慢性脳症）、代謝疾患（低血糖、電解質異常）、睡眠障害（レム睡眠異常、夢遊病）などが合併することがあるので、鑑別が必要です。

2 過去の記憶を失う症状

2010年1月号

● てんかん発作により記憶が消される現象

　昨日の出来事や財布を置いた場所を忘れるなどというのは、度忘れの範囲内で、高齢者などではよくあることです。度忘れが極端になると、朝食をとったことも忘れたり、今日が何月何日なのか、自分が何歳なのかわからなくなることもあります。これは、経験、体験が脳に記憶として刻印されないので、記憶がまったく残らないのです。これは、近記憶の障害とよび、認知症の特徴でもあります。

　これとは別に、エピソード記憶の障害というのがあります。現在の記憶はしっかりしているのですが、過去のより重要な出来事、例えば、昨年家族と一緒に海外旅行したことや、息子や娘の結婚式に出たこと、あるいは親の葬儀に出たことなどを忘れることがあります。

　重要な過去の出来事の一部がすっぽり抜けているわけで、これを"エピソード記憶の障害"とよびます。これは、てんかん患者でよくみられる現象です。発作によって、以前経験した重要な記憶が消される現象です。

● 高齢者が認知症を疑ったてんかん

　最近、こんな症例にあいました。患者は、後期高齢者の女性です。10年以上前から、一瞬意識がなくなりぼんやりする発作が起こるようになりました。この間、何もしゃべらなくなり動きも止まります。歩いているとどこに行こうとしているのかわからなくなります。電車が来てもぼんやり

して乗り遅れることもありました。しかし、倒れることはありません。けいれん発作もありません。また、発作があったことに自分では気が付かない場合が多いです。人に、「一度医師の診察を受けたほうがいい」と言われ、当院を訪れました。

本患者は、数年前に妹の家族と一緒にアメリカへ旅行したこと、またカリブ海にも行ったことの記憶がまったくありません。妹から、「あそこでお土産を買い、あの島を見たね、楽しかったね」と言われて、自分の記憶がすっぽりと抜けていることにはじめて気付きました。自分でも非常に驚き、かつ不安になりました。

この発作は、「側頭葉てんかん」の「複雑部分発作」といわれる症状で、側頭葉起源のてんかんです。側頭葉には、記憶の中枢があるのでいろいろ興味深い記憶障害があります。この患者の記憶障害は、過去のエピソードがすっぽりと記憶から抜けていることでした。

● かくれ脳梗塞がてんかん発作の原因

本患者は、現在の記憶に問題はありません。自分の経歴もしっかりと頭に入っています。認知症ではありません。CT検査、MRI検査では、両側大脳半球に年齢相応の加齢的変化があり、慢性虚血性変化が散在していました。いわゆる、かくれ脳梗塞があり、これがてんかん発作の原因になっていたと推定されました。てんかん発作は、少量のカルバマゼピン〈テグレトール〉で完全に止まっており、その後、エピソード記憶の障害はありません。服薬後、発作も記憶障害もないのがそれを証明しています。

しかし、いったん失った過去の記憶は戻りません。失った記憶が話題になってもその実感がわかないので、話は盛り上がらないそうです。

3　記憶発作

2009年9月号

● 今やっていたことの記憶が突然失われる

　人は、誰でも年をとると忘れっぽくなります。何かショッキングなことがあると、それをきっかけに物忘れが進行することもあります。例えば、"世話をしていた認知症の親が亡くなり一息つくと思っていたら、自分の物忘れもひどくなった"などという話はよく聞きます。

　しかし、認知症と間違われるてんかんも最近目につくようになりました。ほんの数秒ですが、意識が途絶え動きが止まる短い発作があります。「側頭葉てんかん」の「複雑部分発作」ですが、発作の最中でも簡単な動作はできるので、自分も家族もその発作に気が付きません。

　例えば、歩いていて発作が起きても、そのまま歩き続けることができます。しかし、いつも行っているお店に買い物に行ったのですが、途中で道がわからなくなり戻ってきたりするなどという現象も起こりえます。意識は失いませんが、今やっていたことの記憶が突然失われるという発作があります。特に、高齢初発の意識減損発作や、記憶発作がそれに当たります。

● 脳外科医がてんかんを疑った症例

　先日、こんな患者にあいました。同僚とゴルフをしていた時、グリーンの近くまで来たのは覚えているのですが、気が付いたらホールアウトしていました。一緒に回った同僚は、何の異常にも気付いていません。グリーンの上では、パターを使ってボールを転がし、小さなホールに入れ、その

球を拾い上げてグリーンの外に出たのですが、その記憶がまったくないのです。意識は失われずに複雑な動作も上手にやりましたが、その記憶だけが消え去ったのです。

そのようなことがしばしば起こるようになり、本人がおおいに驚き悩みました。家族に認知症を疑われ、ある脳外科を受診し、てんかんかもしれないから専門のところに行くように言われて、当院を受診しました。

脳波をとったところ、覚醒時脳波では何の異常もありませんでしたが、睡眠に入ったとたん側頭部にきれいなてんかん性の棘波（きょくは）が頻回に出たのです。てんかんの可能性を疑った脳外科医に敬意を表したいです。カルバマゼピン〈テグレトール〉の治療で完全に回復し、今は記憶力も抜群です。

● 認知症をみたら一度睡眠脳波を

一般に、意識減損発作や記憶発作が頻回に出ると、記憶力が鈍り、認知症のような症状が出ることがあります。また、発作が起こる数年前の過去の記憶をも消し去ることがあります。本患者は、発作が起こる数年前に中国、ヨーロッパなどに旅行をしていましたが、その記憶がすっぽりと抜け落ちているのに気付きました。一度抜け落ちた記憶は戻りません。認知症をみたら、一度は睡眠脳波をとるべきでしょう。

4 認知症とてんかん

2013年1月号

● 認知症患者がてんかん発作を起こす確率

　記憶をつかさどるのは、脳の側頭葉にある海馬(かいば)という場所で、ここは記憶を保存しておく場所でもあります。記憶のメカニズムはタンスに例えることができます。海馬にはタンスが沢山あり、それぞれに沢山の引き出しがあります。そこに記憶を整理してしまい込み、必要に応じてタンスの中の記憶を引き出します。認知症は、この記憶のタンスが壊れ、中にある過去の記憶も失われるのです。あるいは、新しい記憶をしまい込むことが難しくなるのです。

　認知症の主症状は、記憶障害や見当識障害です。自分が今どこにいるか、今日が何日であるか、ここがどこかがわからなくなる現象で、迷子になったりすることもあります。

　この海馬という場所は、実はてんかん発作が最も起こりやすい場所でもあります。この場所から起こるてんかん発作は、複雑部分発作といい、一瞬意識を失うか記憶が消失するのみで終わる短い発作で、倒れないことが多いです。

　認知症患者では、てんかん発作を起こす確率は一般人口の5〜10倍高く、アルツハイマー病患者の10〜22％が経過中に発作を発現することが報告されています。そして発作の多くが、記憶中枢である脳の海馬から起こります。発作が頻回に起こると、ただでさえ脆(もろ)くなっている海馬をさらに壊

してしまう結果となり、記憶障害がさらに悪化します。

● 発作が記憶障害を悪化させた症例

　私が経験した症例をあげましょう。この例は、NHKテレビ「ためしてガッテン　まさか!!物忘れに効く薬があったなんて」（2012年1月18日放映）で取りあげられ、テレビに出演した患者です。現在75歳の男性で、元来は活発で、社交ダンス、料理、バードゴルフ、絵画などを楽しみ、社交的でした。

　「4年くらい前からおかしなことが起こりはじめた」、と妻は言います。親、兄弟がまだ生きているかなど、同じことを何回も聞いたり見当識障害も出るようになりました。いつも行っている店に行けなくなり、迷子になったこともありました。数年前に家族と海外旅行に行ったことも忘れています。認知症と考えられましたが、次のような発作もみられたので、てんかんの可能性もあると当院を紹介されました。

　急に意識を失い、動きが止まり、ぼんやりした表情でモゾモゾと手を動かす1分ぐらいの発作が週に1〜2回あり、その他にも月に1回ぐらい夜間睡眠中に「うーん」と唸って体を硬直させることがみられました。

　物忘れも増悪し、ダンス、絵画などもできなくなりました。症状と脳波所見から「側頭葉てんかん」の複雑部分発作と診断し、カルバマゼピン〈テグレトール〉で治療を開始したところ、発作もなくなり、物忘れも劇的に改善しました。以前と同じように、ダンス、絵画なども楽しめるようになり、今は老人会の会長をやっています。

　本症例も、認知症と疑われましたが実はてんかんで、適切な治療でほぼ完全に改善しました。認知症が疑われたら、上記に述べたような発作がないかどうかを確かめることが大切です。

記憶力検査

　最近、記憶力が落ちてきたと訴える患者が多いです。また、話を聞いてもすぐ忘れてしまい、「聞いていない」と苦情を言う人もいます。

　60歳代後半の男性が、最近特に物忘れがあり、認知症が疑われました。老人外来を受診したのですが、てんかんが疑われ当クリニックを受診しました。診察のうえよく聞いてみると、1分前後の短い意識消失の発作が頻回にあることがわかりました。患者本人は、発作があることにまったく気付いていません。奥さんが指摘すると、「別になんともない」と言います。しかし、忘れやすくなったことについては認めました。

　このような場合、（1）物忘れは発作そのもの、（2）器質的脳障害のため記憶力が悪くなった、（3）薬が悪さをしている、などが考えられます。本患者は、カルバマゼピン＜テグレトール＞で治療を開始したあと、発作も改善し記憶力も良くなりました。記憶障害は、発作頻発のせいだったと考えられます。

　記憶は、新しい出来事を脳内に刷り込む"記銘"と、それを脳内のある部分にしまい込む"保持"と、それを必要に応じて取り出す"想起"という3つの機能から成り立っています。

　記憶の検査に最も使用されているのは、ウエクスラー式の記憶検査です。言語を使った問題と図形を使った問題で構成され、13の下位検査があります。一般的記憶と注意集中力のふたつの主要な指標があります。さらに一般的記憶には、言語性記憶と視覚性記憶のふたつがあります。

　私は、記憶力が悪くなったという人にはこのウエクスラー式検査をよく使います。しかし、意外と本人が訴えるほどテストの成績が悪くない場合が多いです。本人が訴えるのは、例えば、1年前と比べて記憶力が落ちたと感じているのであり、記憶の減弱を的確に表すには、記憶力テストをくり返し計測し、それが確実に悪くなっている事実をとらえなければなりません。正確に行うには、結構時間がかかります。

第2部
てんかんと発作

6章　症候性部分てんかん
7章　原　因
8章　脳の疾患とてんかん
9章　発作と対応
10章　日常生活にある発作の誘因
11章　外的刺激が誘因の「反射てんかん」

6章
症候性部分てんかん

1　治りやすいてんかんと治りにくいてんかん
2　「側頭葉てんかん」
3　「前頭葉てんかん」
4　「後頭葉てんかん」「頭頂葉てんかん」
● 「内側側頭葉てんかん」の手術

1 治りやすいてんかんと治りにくいてんかん

2009年2月号

● 推定はあくまでも推定

　てんかんには、いろいろなタイプがあります。治りやすいてんかん、治りにくいてんかん、知的障害を合併するてんかん、合併しないてんかん、脳に障害をもつてんかん、一見普通の人と変わりないてんかんなど、さまざまです。

　患者を最初に診察し詳しく病歴を聞くと、治りやすいてんかんか、あるいは治りにくいてんかんか、ある程度推定することができます。もちろん、この推定が間違っていて、治りやすいと思ったが実際にはなかなか治らなかった症例や、逆に治りにくいと思ったが意外と簡単に発作が治まった症例もあります。したがって、推定はあくまでも推定であり、「治ると言ったが治らなかったから見当違いだ」と責められても困るのです。いつだったかある患者に、前の医師は、「10年たったら治ると言った。もう10年たったが治らない。これはおかしいんではないか」と文句を言われたことがあります。したがって、「確実なところはわからない」と言ったほうがいいのかもしれません。

● てんかんタイプの分類

　治りやすいか、治りにくいかは、どの事例がどのてんかんタイプに属するかを判断することから始まります。それには、てんかんの分類を知らなければなりません。てんかんタイプの分類は、複雑でわかりづらいと思う

でしょうが、実際は極めて簡単なのです。

　まず、てんかんを「部分てんかん」と「全般てんかん」に分けましょう。「部分てんかん」は、脳のある部分から発作が起こるてんかんで、発作症状を詳しく聞くと発作焦点がわかることが多いです。「全般てんかん」は、脳全体が同時に発射するてんかんで、発作の起始部を脳の一部に求めることができないてんかんです。これらは、主に脳波検査でわかります。てんかんの分類に脳波が重要である理由がここにあります。もちろん、脳波検査でもわからない場合も多く、脳波に異常が出ないてんかん患者もいます。

　一方、てんかんを脳に傷（障害）が推定されるかどうかで分ける分類があります。傷が推定される場合を、「症候性てんかん」と、傷が推定されない場合を、「特発性てんかん」とよびます。脳に傷が推定される場合、脳のCT検査やMRI検査でそれが見つかる場合もありますが、見つからない場合も多いです。異常が見つからないといっても脳に傷がないとはいえません。ただ傷が小さいので見つからないのかもしれないのです。その際、脳磁図、SPECT検査、PET検査などのより詳しい検査をすると、病巣が見つかることもあります。

　「部分てんかん」か「全般てんかん」かという軸と、「症候性てんかん」か「特発性てんかん」かという軸を組み合わせると、4つのマスができます。すなわち、「症候性部分てんかん」、「症候性全般てんかん」、「特発性部分てんかん」、「特発性全般てんかん」です。

　この4つのうち最も治りやすいのは、「特発性部分てんかん」で、次は、「特発性全般てんかん」です。最も治りにくいてんかんは、「症候性全般てんかん」で、「症候性部分てんかん」は、この中間に入ります。

　これから、てんかんの中でも最も多い一群、「症候性部分てんかん」について話していきます。

2 「側頭葉てんかん」

2009年5月号

　「症候性部分てんかん」は、その起始部にしたがってそれぞれ名前が付いています。側頭葉から始まるてんかんは、「側頭葉てんかん」とよび、前頭葉から始まるてんかんは、「前頭葉てんかん」とよびます。同様に「後頭葉てんかん」、「頭頂葉てんかん」などがあります。発作症状は、それぞれ発作が始まる脳の機能にしたがって、特徴的な発作症状があります。今回は、特に成人の「部分てんかん」に最も多い、「側頭葉てんかん」について話しましょう。

● 「側頭葉てんかん」とは

　「側頭葉てんかん」は、特に側頭葉の深部にある海馬・扁桃核から発作が起きる場合が多いです。この部分は特に発作を起こしやすい部分で、発作が長期にわたる場合は、この部位に海馬硬化という変化が起き、MRI検査などの画像検査で見つかる場合もあります。あるいはこの部位に何らかの小さな奇形、血管の異常、外傷や脳炎の後遺症などの傷が見つかる場合もあります。

● 発作症状

（1）まず何らかの前兆がある場合が多い

　胃部不快感や不安感、恐怖感などが襲ってくる場合が多いです。したがって患者は、"何か起きそうだ"と感じる場合が多いです。この間トイレ

に逃げたり、危ない場面から遠ざかることもできます。しかし、前兆は一瞬で短く、まったく逃げる余地がない場合も多いです。また、発作の前兆がない場合もあります。したがって、発作があったことすら気付かない場合もあります。

（2）意識の変容や意識消失が起こる

意識の変容とは、夢を見ているような体験をする場合です。自分が別の世界にいるような錯覚、自分が幼少時に経験したかつての記憶がよみがえってくるような感覚です。これを"夢様体験"とよびます。例えば、意識が消失し動きが止まる、ボーっとして一点を凝視し、あるいはにらみつけるような表情、またぼんやりと空を見るような表情になるなどです。

（3）自動症が起こる

舌や口を舐め回すなど口部自動症といわれる口の動き、あるいは手を無意識に動き回す身振り自動症があります。例えば、手のまさぐり運動、目の前のものを握ったり掴んだりすることがあり、無理に離そうとすると抵抗したりします。また、歩いていて発作が起こると、速度は鈍りますがそのまま歩き続けたり、赤信号がわからないので、道路を横切ったり、側溝に足を踏み外したりするなどがあります。

（4）さらに発作が強くなると倒れることもある

体を硬直させゆっくりと倒れます。そのあと、全身の「強直間代性発作」に移行する場合があります。全身のけいれんは数秒、長くとも数分で終わり、その後もうろう状態が数分続きます。

以上の発作は、（1）〜（4）のどの部分でも止まり、短い場合は（1）の前兆のみで終わることも多いです。

「側頭葉てんかん」は、「特発性てんかん」よりやや治りにくいので、長期間の治療が必要です。

3 「前頭葉てんかん」

2009年6月号

　前回は、「側頭葉てんかん」について話しました。このタイプのてんかん発作は、成人のてんかんのうちでも最も多いてんかんです。今回は、「前頭葉てんかん」について話しましょう。

● 「前頭葉てんかん」とは

　前頭葉は、人間の脳でも最も広い領域を占め、かつ最も高度に発達した部分です。動物にはない、人間に特有な知能をつかさどる部分です。意欲、注意力、認識力、評価、判断など高次脳機能をつかさどる部分でもあります。

　前頭葉が広く障害されれば、記憶、判断力などが失われ、認知症状が起こりえます。さらに意欲の減退、興味の喪失、自発性の減弱など、一見うつ病と思われる症状も起こりえます。

　これらは、例えば脳外傷や脳卒中などで前頭葉が広範囲に障害された場合によくみられる症状であり、脳のMRI検査やCT検査などの画像検査でその異常があきらかにされます。

● 発作症状

　「前頭葉てんかん」では、通常上に述べた前頭葉の脱落症状は出ません。「前頭葉てんかん」は、その領域が大変広いので、発作症状も発作焦点の部位によってかなり違いがあります。したがって、発作症状を的

確に捉えることが、焦点部位の診断に大変役に立ちます。

（１）例えば、左の運動領野に近いところから発生した場合は、目や顔が反対側（右）へねじれる現象が起こります。そして、右手の伸展硬直が著しく起こります。

（２）"フェンシング・スタイル"といわれるような姿勢をとることがあります。つまり右手を前方に突き出し、顔は右手の先を見るようにねじれ、左手を挙上させるスタイルで、あたかもフェンシングをしているごときスタイルをとることがあります。

（３）前頭葉内側面や下面から出る発作症状は、特徴的な複雑な「自動症」を示すことがあります。短時間の意識消失の間、突然走り出したり、のた打ち回るようなめちゃくちゃな激しい動き、あるいは自転車こぎのように、交互にペダルを踏むような足の動きをしたりします。

● 心因性非てんかん発作に間違われる

この発作は、短時間で突然始まり突然終わるという特徴があります。てんかん焦点が前頭葉の内側面や下面にあるため、脳の表面で記録する脳波では異常波が出にくいです。したがって、よく心因性非てんかん性発作と間違われます。ストレスなどによる心因性の発作や、パニック障害、解離性障害などと誤診されやすいです。

また、発作の最中意識が保たれている場合もあるので、わざとやっているのではないかと疑われることすらあります。仮にわざと人を困らせるためにやっている行動であれば、それは仮病であり、てんかん発作ではありませんが、「前頭葉てんかん」のある種の発作は、心因性非てんかん性発作に間違われることがあるので、注意が必要です。

4 「後頭葉てんかん」「頭頂葉てんかん」

2009年7・8月号

● 「後頭葉てんかん」とは

　数からいえば、「後頭葉てんかん」は比較的少ないです。後頭葉は、人の視覚をつかさどる部分です。したがって、「後頭葉てんかん」は視覚発作という発作症状を示します。

● 発作症状

　(1) 目の前に光が見えるという単純な症状が多いです。星のような無数の光が点滅しながら動く場合や、あるいは太陽のような大きな光が1個目の前に見える場合もあります。光は、真正面にうつる場合もありますが、視野の片方に出現し、それがゆっくり左または右に移動する場合もあります。意識は鮮明なので、患者は発作症状をよく覚えています。そして症状は、いつも一定です。例えば、左視野に見えた光の束がゆっくりと中央に移動するといった症状を訴える例では、次の発作も同じような経過をとります。発作症状が時と場合によって異なる場合は、それが本当のてんかん発作かどうか疑わしい、心因性非てんかん性発作の可能性もあると考えられます。

　(2) 発作症状は、光の玉だったりすることが多いですが、視野の欠損であることもあります。視野の一部が見えなくなる場合です。視野が狭くなるので目の前のものが見えなくなり、物にぶつかることもあります。見ているものがゆがんで見える発作の場合もあります。いずれも視覚領野に

現われる現象で、これのみで終わることもありますが、しばしば全身けいれん発作に発展する場合があります。視覚発作から始まって意識を失い、けいれん発作に移行する「部分発作」の全般化です。

視覚発作の特徴は、発作に引き続いて頭痛が生じることです。そのため、時に偏頭痛と間違えられることがあります。偏頭痛は視野にチカチカする光の束が見え、その後激しい頭痛と嘔吐を伴います。

視覚発作と偏頭痛が異なる点は、その持続時間にあります。通常「後頭葉てんかん」の視覚発作は長くても数分単位ですが、偏頭痛は通常数時間、あるいは半日ぐらい続きます。脳波異常があれば、てんかんである可能性が高いですが、これは絶対的ではありません。てんかんでも脳波に異常が出ない症例もあり、また偏頭痛でも脳波に異常が出る場合があるので、注意が必要です。

● 「頭頂葉てんかん」とは

頭頂葉の領域は、前は前頭葉の運動領野と接し、下は側頭葉の聴覚領野と接し、後ろは後頭葉の視覚領野と接していて、これらに囲まれている比較的大きな領域です。この部位は、感覚連合野ともよばれていて、知覚の総合判断を行う場所です。手で触れたものがやわらかいものか、硬いものか、重いものか、軽いものか、目で見えたものが何なのか、今聞いた音が危険を知らせる音かなどを判断します。

● 発作症状

「頭頂葉てんかん」は、その頻度が最も少ないてんかん症候群で、発作症状は主にしびれ、痛みなどの知覚症状を示します。感覚を統合する重要な領野ではありますが、てんかん発作が最も生じにくい場所でもあります。

「内側側頭葉てんかん」の手術

　外科手術によって最も治りやすいてんかんは、「内側側頭葉てんかん」です。手術方法は比較的容易で、術後の合併症も少ないです。発作改善率は60～80％に及び、薬物療法をはるかに圧倒します。「内側側頭葉てんかん」は、内側側頭葉（海馬・扁桃核）に焦点をもつ「側頭葉てんかん」で、極めて特徴的な発作症状をもつので、その症状を詳しく聞くと大体の診断がつきます。

「内側側頭葉てんかん」の診断・手術式ガイドライン
（1）多くの場合、発作の直前に信号症状があるので、発作が起こるのを予知することができる。これは上腹部に不快感を覚え、まもなく恐怖感、既視感、異臭、離人感などが襲ってくる。
（2）すると意識が喪失し、動きが止まり、瞳孔散大し、一点を凝視するような目つきをする。口を舐めるような動きや、あるいはその場にそぐわない無目的な動きをすることもある。脳の焦点と反対側の上肢の伸展、ねじれなどがみられることもある。
（3）時に引き続き全身けいれんに移行することもある。
（4）その後比較的長いもうろう状態や見当識障害や記憶障害がある。
　以上のような症状がみられれば、手術の対象となります。

・外科手術の前に確認しておく検査
（1）頭皮上脳波で側頭部に発作波がみられること。頭皮上から発作波がつかまらない場合は、蝶形骨誘導なども使用する。
（2）MRI検査で側頭葉内側に硬化像がみられること。この所見があれば、「内側側頭葉てんかん」の診断がほぼ確定される。
（3）さらに、焦点を確認するため脳磁図の画像検査。

　数年間薬物療法で発作が治まらない場合は、ぜひこの手術を受けることをおすすめします。

7章
原　因

　　1　遺伝（素質）
　　2　皮質形成異常
　　3　海綿状血管腫
　　　4　頭部外傷
● 記憶は情動を伴う

1 遺 伝（素質）

2006年6月号

● 遺伝が関与する「特発性てんかん」

　多くのてんかんは、ほとんどが遺伝性はありません。しかし、中には同一家族内に複数のてんかん患者がいて、遺伝が関与していると思われるケースもあります。遺伝が関与するケースは、ある特徴をもっているので詳しく診察すると比較的容易に診断がつきます。

　そのひとつに、「特発性てんかん」をあげることができます。特発性というのは、脳に器質的原因がなく、"何かわからないが発作を起こしやすい素質を、生まれた時からすでにもっていた"という意味でもあります。それが何かはまだ解明されていませんが、すでに一部の「特発性てんかん」では、遺伝子の座が解明されているものもあります。

　「特発性てんかん」の特徴のひとつに、年齢依存性があります。年齢依存性というのは何やら難しそうな単語ですが、実は極めて単純です。"ある年代になってはじめて発作が出現し、その年代を超えると発作が消滅する"という意味です。したがって、極めて治りやすいてんかんといえます。

● 乳児期から小児期に発症するてんかん

　乳児期に発症する、「常染色体優性夜間前頭葉てんかん」という病気があります。夜間睡眠中にけいれん発作を起こし、親も乳児期に同じ発作があったという場合です。その遺伝子の座は、20番染色体の短腕13.2-13.3という部位と1番染色体長腕21の位置にあるとわかってきました。「良性

家族性新生児けいれん」もまた、20番染色体短腕13.34および8番染色体短腕24の部位にあります。「全般てんかん熱性けいれんプラス」といわれる幼児のてんかんがありますが、これは19番染色体短腕の13.1及び、2番染色体短腕の24という場所及び、5番染色体短腕の34の場所にあると解明されています。

　「特発性てんかん」の中には、4〜5歳になると発症し、12歳ごろには消滅する「小児良性部分てんかん」が出てきます。夜間睡眠中にけいれん発作が起き、目を覚ましているときには発作を起こさないという特徴があります。

　その後、小児、思春期に発症する「欠神てんかん」や「若年ミオクロニーてんかん」が出てきますが、後者では遺伝子の座が2番染色体短腕22-23、及び6番染色体長腕12-11にあるとわかりました。15〜20歳代で発症する「覚醒時大発作てんかん」がありますが、いずれも素因が関与する治りやすいてんかん群です。

● 治りやすいが遺伝する

　これらは、その年代を超えると発作が自然消滅するので、極めて治りやすいてんかん群に入ります。しかし、治りやすいけれども患者が成人して子どもを産むと、その子がまたある確率をもって同じ発作を起こす可能性があります。しかし、またその発作も親と同様に治りやすいのです。

　「特発性てんかん」は、治りやすいですがその子どもに同じてんかんが出る可能性があります。一方「症候性てんかん」は、遺伝とは関係がないので子どもにてんかんが出る可能性はありませんが、比較的治りにくいのが欠点です。

2 皮質形成異常

2006年8月号

近年、CT検査やMRI検査の技術が著しく発展したので、これを通して細かい脳の内部構造が見られるようになりました。その結果、それまで知られていなかったてんかんの病巣や原因がわかるようになりました。そのひとつに、皮質形成異常があります。

● 神経細胞を建設国家に例えると

人間の脳は、ほぼ140億個の神経細胞があるといいます。1個の神経細胞を支えるために、その10倍のグリア細胞があるので、それを含めるとその数は膨大です。地球上の全人口が65億といいますから、まさにその10数倍の神経細胞群がひとりの人間の脳に存在するのです。

これが、ただ1個の受精卵が分裂と成長を重ねて、胎児が生まれるまでの短い間にできあがるのですからまさに驚異です。しかも、この脳細胞は極めてきめ細かく秩序良く並んでいて、近距離、遠距離とも互いに一瞬のうちに連絡ができるような、網の目構造になっているのだから不思議です。

1個の神経細胞を地球上のひとりの人間に例えると、脳は世界中に張り巡らされた道路、航空路線、電話、電線、上下水道などを駆使して互いに交流する建設国家にも似ています。建設国家は、誰かが高いところからどこの場所に何が必要か綿密に計画を練って、指導監督のもと作りあげるものですが、不思議なことに人間の脳には、この指揮監督者がいないのです。神経幹細胞（神経細胞になる前の細胞）が、スーパーマンで何にでも変わ

りうる変幻自在な特性を持っており、その場に必要な細胞に自らを変身させ、互いに手を伸ばしながら連絡していくのです。1個の神経幹細胞が、"その場に必要なものが何か"ということがどうしてわかるのだろうか、不思議でたまりません。

● 神経細胞の秩序の乱れから起こる

　大脳皮質は、6層の構造になっていて、脳の表面をくまなく覆っています。これを灰白質といいます。細胞の集団が灰色に見えるのでこのようによびます。この直下には、神経線維が束状に走っており、近距離、遠距離の連絡網を形成しています。これを白質といいます。白っぽくみえるのでこの名が付きました。

　このように、数百億の神経細胞群が一寸の狂いもなく秩序良く並んだ脳は、神が創ったものなのでしょう。しかし、神も時々間違いを起こすのです。あるはずがない所に大脳皮質が紛れ込んだりするのです。しかるべきところに移動すべき神経細胞が、どこかに居座ってそこに集団を作ってしまうのです。これを異所性灰白質といい、皮質形成異常のひとつです。考えてみれば、140億という膨大な数の脳細胞が、まったく何の間違いもなく完全な形で作りあげられると考えるのは無理があります。むしろ間違いがあって当たり前でしょう。

　皮質形成異常は、通常数ミリと小さいか、あるいはせいぜい数センチと小さな集団です。極めてまれにこれが脳全体に広がっていて、大脳皮質の下側にも1枚の大脳皮質がある例もあります。

　異所性灰白質などの皮質形成異常は、脳のどの部分にも起こりえます。そしてこれが時々悪さをして、てんかんの焦点となりうるのも、自然の摂理かもしれません。

3 海綿状血管腫

2006年9月号

　前回は、あるはずがないところに大脳皮質細胞の塊ができあがり、これが時々悪さをしててんかん焦点を作ってしまう、皮質形成異常について話しました。同じような間違いが、脳の血管にも起こりえます。海綿状血管腫というもので、不必要な血管の塊が脳の内部にできることとなります。これは、最近MRI検査などで脳の詳しい画像写真が見られるようになった結果わかってきたものです。

● 「局在関連てんかん」の数％がもつ異常

　海綿状血管腫は、通常1～2センチと小さく、何の症状もないことが多いですが、周りの神経細胞を刺激して、てんかんの焦点ともなりえます。「局在関連てんかん」の数％が、この異常をもつとされています。

　また、この種の異常は健康正常者にも偶然見つかることがあります。何らかの健康診断や脳ドックなどで偶然見つかるのです。症状がないのですから放置していてよいわけですが、将来てんかん発作を引き起こしたり、あるいは破けて脳出血を起こさないとも限らないので不安です。しかし、これは静脈の塊なので、圧力も動脈ほど高くはないので破れてもさほど大きな出血はありません。

● ほかにも血管の異常、脳動脈瘤と脳動静脈奇形

　血管が破けて大出血を起こしやすい代表的なものに、脳動脈瘤と脳動静

脈奇形があります。

　脳動脈瘤は、動脈の壁が一部薄くなっており、動脈血の強い圧力のためその部位が風船状に膨らみある日突然破れて、くも膜下出血を起こします。破れれば命にかかわる重大な病気になりますが、一生破れないですむ場合もあります。

　脳動脈瘤でてんかん発作が起こることはありませんが、同じような血管の異常に、脳動静脈奇形があります。これは、動脈と静脈が直接繋がってしまった血管の奇形で、高い圧力をもつ動脈血が直接静脈に流れ込むので、静脈壁が破れやすいのです。破れると脳内出血が起こります。若年者の脳内出血は、この種の奇形が多いです。

　脳動静脈奇形は、海綿状血管腫に比して大きく、付近の神経細胞を刺激して、てんかん発作を起こす可能性が高いです。

● 海綿状血管腫が見つかったらどうするか

　ある病院のレントゲン技師が、偶然自分の脳のMRI検査をしたら海綿状血管腫が見つかりました。てんかん発作もなく出血もないので、放置していると言います。これが、脳動脈瘤や脳動静脈奇形だったら大変です。破れる可能性が高いからです。しかし、一生破れないかもしれないし、あえて破れる前に手術をすすめる医師も少ないです。

4 頭部外傷

2006年 10月号

　前回は、先天性の脳血管奇形の話をしました。その中で海綿状血管腫というものがあり、脳の血管がトグロを巻いたような小さな塊をつくり、それが付近の神経細胞を圧迫し、てんかん発作の焦点となることがありますが、これは破けることはほとんどありません。今回は、頭部外傷の話をしましょう。

● 発症率は意識障害の長さに比例する

　大きな外傷は、当然脳に損傷を引き起こすので、それが原因となっててんかん発作を起こすことがあります。てんかん患者の病歴を聞いていくと、幼少時に頭を打ったことがあるというケースは大変多いです。

　しかし、それが現在のてんかん発作の原因となっているかどうかは極めて疑わしいです。子どもがブランコから落っこちた、窓から落ちて思いきり頭を打った、赤ちゃんを抱っこしていて間違って床に落としたなど、例をあげればきりがありません。おそらく、頭を打ったことがない人のほうがはるかに少ないのではないかと思います。

　脳に傷ができるほどの大きな怪我には、特徴があります。怪我のあとの意識障害の有無です。怪我したあとに大声で泣いたというのは、意識障害がほとんどないか、あっても軽微な証拠です。したがって、これが原因となって通常脳に傷が付いたとは考えられません。怪我したあと意識が数時間戻らなかったようなケースでは、脳に傷が付いた可能性があります。

重篤な脳の外傷は、通常意識障害が長引きます。数日間あるいは1カ月以上意識が戻らない場合は、脳に傷ができたと判断されます。外傷後のてんかん発症の確率は、意識障害の長さに比例して増加する傾向にあります。

● 脳が直接見える傷か見えない傷か

　意識障害の次に重要な所見は、開放性外傷か閉鎖性外傷かということです。開放性というのは、頭蓋骨が破れて脳が直接外から見える状態をいい、閉鎖性とは頭蓋骨がしっかりしていて脳が直接見えない状態をいいます。開放性外傷のほうが、はるかにてんかん発症の確率が高く、その出現率は20〜50％です。閉鎖性の場合は、せいぜい数％程度です。

● けいれん発作の有無

　次に重要なのは、外傷直後にけいれん発作があったかどうかです。外傷直後は、まだ脳へのダメージが回復せず混乱状態にあります。この際けいれん発作が出現してもおかしくはありません。これを早期けいれんとよび、てんかんとは一応区別します。早期けいれんがあったとしても、そのあと発作がくり返して起こるとは限りません。そのあと発作がまったく起きない場合も沢山あります。

　「外傷性てんかん」の発作は、外傷後2年以内に出現することが多いです。そのあとは、発作の確率は次第に減少してくるので、例えば、受傷後10年ではじめて出現した発作は、それが外傷に起因したとは考えにくいのです。
　このように考えると、問題の発作が外傷と関連しているかどうかの判断は、意外と難しいのです。

記憶は情動を伴う

　逆行性記憶障害というのがあります。例えば、事故で脳挫傷を受け数日間の意識障害があり、それから回復して一見正常に戻ったように見えますが、「事故からその前の記憶が、すっぽりと抜けていることに気付いた」などというのがそれです。脳の記憶中枢に刻み込まれた記憶の箱が壊れて、過去の記憶を失ったといえます。

　以前あった症例を話します。患者は、30歳代後半の女性です。ある日、夫の運転する自動車で踏み切りを渡ろうとしていた時、走ってきた貨物列車に接触しました。車は大破、運転していた夫は即死、同乗していた子どもふたりも重傷を負いました。

　彼女は、ほぼ1カ月間意識がありませんでしたが、大きな障害もなくほぼ完全に回復し、無事退院しました。しかし、その後まもなくけいれん発作が出るようになり、私が担当医となりました。

　私が大変驚いたのは、事故が起こる以前の数年間の記憶がすっぽりと抜けていることでした。事故の状況はもちろん、その朝に家族と一緒に車で出かけたこと、さらに数年前に結婚したこと、ふたりの子どもを出産したことなども、まったく覚えていないのです。亡くなった夫の写真を見せても「この人は誰？」と、まるで他人事のように言います。

　これまで、家族一緒に経験したと思われるさまざまな過去の思い出、楽しいことも辛いことも沢山あっただろうと思いますが、そのような感情は、記憶喪失と同時に彼女の心から消えてしまったのです。

　したがって、彼女には家族を失ったという実感がないのです。彼女の両親や義父母の落ち込みや耐えがたい悲哀に比べ、平然としている彼女の態度は異様でした。

　私はこの症例を通して、「記憶は情動を伴い、記憶消失とともにそれに関連する情動も消失する」ということを学びました。

8章
脳の疾患と てんかん

1　脳梗塞とてんかん
2　脳出血とてんかん
3　脳腫瘍とてんかん
4　脳炎・髄脳炎とてんかん
● てんかん治療医と神経内科医の役割

1 脳梗塞とてんかん

2013年2月号

　高齢初発てんかんの30～54％は、脳血管障害が原因です。脳血管障害は、脳梗塞、脳出血、くも膜下出血、脳動静脈奇形などがあります。脳の動脈硬化などにより血管が詰まって、その支配下にある脳の一部が壊死に陥るのが脳梗塞です。梗塞が小さい場合は、かくれ脳梗塞といい、何の症状も起きません。脳梗塞が大きい場合や、重要な場所に起きた場合などでは、さまざまな症状が起こりえます。手足の麻痺などは、典型的な症状です。

● 半年後から発作が起きた症例

　50歳代の肥満型男性です。30歳ごろから高血圧がありました。検査の結果腎性高血圧と診断され、高い時は上が200を超えたこともあったと言います。45歳の時、ある朝目が覚めたら左手足が動かないことに気付きました。病院に入院し脳幹梗塞と診断され、1カ月ほど入院治療、リハビリを行いました。

　脳幹は、脳の深い場所にあり、両耳をつないだ線上のほぼ中央部にあります。脳表面（大脳皮質）から降りてきた沢山の神経の束が狭い脳幹で密集するので、ここでは小さな病巣でも重大な障害を起こしやすいです。

　幸いにもこのケースでは、麻痺はほぼ完全に回復しました。しかし、その半年後からてんかん発作が起こるようになりました。急に意識を失い目を見開き動きが止まる、1分前後の短い発作です。倒れることはありませ

ん。この発作は、月2〜3回の頻度で起こるようになりました。しかし、残念ながら本人は発作が起きたことにまったく気付いていないので、抗てんかん薬を飲むことになかなか同意してくれませんでした。しかし、ある時自転車に乗っていて発作が起こり、駐車中の車に衝突するという事故が起こり、それ以後薬を飲んでくれるようになりました。

● 麻痺とてんかん発作の焦点

脳梗塞は、脳のどの部位にでも起こりえます。脳の表面に梗塞が起こると神経細胞が侵され、てんかん発作が起こりやすくなります。神経細胞は、網のように脳の表面に層状に張り巡らされていて、その神経細胞から伸びた軸が束状になって脳幹、脊髄を経由し体の隅々に至ります。脳幹は、神経の束が走っていて、神経細胞は比較的少ないので、てんかん発作を起こすことも少ないです。

したがって、このケースでの麻痺は、脳幹の障害で起こったと考えられます。てんかん発作は、おそらく脳幹の病巣由来ではなく、側頭葉の内側面にある海馬、扁桃核が焦点ではないかと考えられました。

● 薬で幻覚妄想状態に

このケースでは、服薬後1年ほどで幻覚妄想状態が出現しました。「部屋の階下の人が電波を出して自分を監視している」と言うのです。幻聴もあり、「手足を叩くと、きしみ音で返事が返ってくる」と言うのです。しかし、この幻覚妄想も薬物治療により1〜2カ月で消失しました。

てんかん発作は、誰にでも起こりえます。幻覚、妄想などの随伴症状も珍しくありません。多くは、適切な治療により発作は抑えられ、精神症状も落ちつきます。あまり心配する必要はありません。

2 脳出血とてんかん

2013年3月号

　癌、脳卒中、心臓疾患は3大成人病であり、死亡率も高く、治療にも時間がかかります。最近は、これに精神疾患も含め、4大成人病といわれるようになりました。もちろん、精神疾患で急死することは少ないですが、患者数が増加し治療に時間がかかるので、4大成人病の仲間入りすることとなったそうです。前回は、脳梗塞について話しましたが、今回は脳出血について話します。

● 高血圧性脳出血からてんかん発作に

　脳出血は突然起こり、ときには死に至ります。その原因はさまざまですが、一番多いのは高血圧性脳出血でしょう。高血圧があると動脈硬化が進み、もろくなって破れます。その他に動脈瘤の破裂、くも膜下出血、動静脈奇形などもあります。脳内に出血が起こると、後にてんかん発作が20～40％の割合で起こりえます。

● 小さな出血巣が沢山見つかった症例

　50歳男性です。10歳のころより右上肢のしびれ感が数秒続く発作が起こるようになりました。この発作は、ほとんど毎日数回起きましたが、特に気にとめていませんでした。しかし、17歳ごろからしびれ感に引き続いて右上肢のけいれんが起こり、ときには意識消失するようになりました。また、右上肢のけいれんとは別に、まったく前触れもなく、突然に腰、膝

の力が抜け、尻餅をつく一瞬の脱力発作も出るようになりました。発作が難治であるにもかかわらず大学を卒業し、そのあと理学療法士の資格を得て、病院に勤務しています。精査した所、MRI検査で左頭頂葉にかなり大きな動静脈奇形が見つかりました。動脈と静脈が団子状に塊をつくり、その中に小さな出血巣が沢山ありました。

● 職場に復帰した症例

　動静脈奇形とは、動脈と静脈が直接つながって塊をつくる一種の奇形です。通常、心臓から吐き出された圧力の高い血液は、動脈を通り末梢まで行き細い毛細血管となります。そこで酸素を放出し圧力が下がり、それが集まって静脈となり心臓に返ります。動脈が直接静脈につながることはありません。動脈は、圧力が高く直接静脈につながると、動脈の圧力で静脈が風船状に膨れ上がり、ときには破れます。

　60歳女性です。従来から高血圧が指摘されていました。54歳の時、朝から頭痛、吐き気を訴え、次第に左片麻痺、意識障害になりました。救急車で病院に運ばれCT検査で脳内出血と診断されました。緊急手術を受け2カ月間入院し、幸い左片麻痺もほぼ完全に回復しましたが、記憶力障害などの高次脳機能障害を残しました。5カ月後にはじめてのけいれん発作が起きました。全身のけいれん発作です。その後もほぼ2カ月に1回の割合で同様な発作がみられましたが、抗てんかん薬によりほぼ完全に発作が抑制され、職場に復帰しました。

　MRI検査では、右前頭葉に巨大な組織欠損がありましたが、後遺症も軽く、職場に復帰できたのは驚きです。しかし、脳出血でも発作を起こさない例も多々あることを追加したいです。

3 脳腫瘍とてんかん

2013年4月号

　脳腫瘍は、脳にできた腫瘤、こぶです。脳のどこにでも起こりえます。長年の経過でゆっくりと大きくなるものもありますし、急速に大きくなる悪性のものもあります。脳腫瘍が大きくなると、脳が圧迫されて脳圧が高くなり、そのため頭痛、吐き気、めまい、ふらつきなどの症状が起こります。放置しておくと意識が侵され昏睡状態となり、命が危ないです。脳圧が高まると眼底にうっ血乳頭が生じるので、眼底鏡で目の奥を見れば、脳圧が高くなっているかどうかがすぐにわかります。最近は、ＣＴ検査、ＭＲＩ検査などの画像検査で、眼底を見なくても脳圧亢進は診断できるようになりました。したがって、最近は眼科医以外は眼底鏡を使う医者は少なくなりました。昔の神経科医は、いつも眼底鏡を持ち歩き、特に意識障害患者などをみる際には、脳圧が高まっていないかどうかに注意を払っていたものです。

● 脳腫瘍の合併率は年齢や場所によって異なる

　脳圧亢進の症状は、脳全体が急速に圧迫されて出てくる症状で、ふらつきや意識障害が主ですが、脳圧が高まらずに、腫瘍のある部位の神経症状が出てくることも多いです。手足の麻痺やしびれなどがあり、またてんかん発作もそのひとつです。
　はじめててんかん発作を起こした場合、詳しく調べると脳腫瘍が原因とわかる場合があります。しかし、脳腫瘍が原因でてんかん発作を起こす例

は、それほど多くはありません。全てんかん患者の脳腫瘍の合併はほぼ1％前後です。しかし、これは患者の年齢で異なります。小児では少なく、成人では多いです。30歳以上で起こる遅発性てんかんの4〜16％が、脳腫瘍をもつといわれています。したがって、成人、高齢者のてんかん患者をみる場合、脳腫瘍の可能性も考えるべきです。

　脳腫瘍の発作は、単純部分発作から二次性全般化する発作で、基本的には「部分てんかん」です。したがって、最初から全般化する「全般てんかん」では、脳腫瘍の可能性は低いです。

　脳腫瘍の場所によっては、てんかん発作の起こる確率が違います。脳の前頭葉、特に運動領野に病巣がある場合は、てんかん発作を起こしやすいですが、脳内深部や小脳の腫瘍では、てんかん発作が起こることは少ないです。また、進行が極めて遅い、星状膠細胞腫、乏突起神経膠腫、神経膠腫などでは、てんかん発症合併率は70％に上がります。転移性脳腫瘍は、悪性度が高く発作発現率は20％と低いです。発作症状が嗅覚発作の場合は、腫瘍の場合が多いので注意が必要です。

● 驚きの脳腫瘍の症例

　15歳の男性です。4〜5歳のころから、夜間睡眠中に右上肢から始まるけいれん発作があり、その頻度は月1回で、難治に経過しました。ある日突然、激しい頭痛、嘔吐に見舞われ救急車で大学病院に運ばれました。CT検査により、水頭症が発見されました。精査したところ、松果体腫瘍が発見されました。松果体は、脳の深い中心部にあり脳脊髄液の通過をせき止め、容易に水頭症を発症します。この腫瘍はこれまでのてんかん発作とは関係のない、偶然発症した脳腫瘍である可能性が高いと判断されました。脳腫瘍にもこのようなことがあるとは驚きでした。

4 脳炎・髄脳炎とてんかん

2013年9月号

　大人になってからてんかんを発症した患者には、幼少時に脳炎にかかったことがあるという人が多いです。多くは、頭痛、嘔吐に引き続き、数日間意識がなくなり、けいれん発作が頻発します。その後、知的障害や四肢の麻痺を残すこともありますが、完全に回復して後に成人になってから、はじめててんかん発作が起こることもあります。

　私が幼少のころ、疫痢（えきり）という病気がありました。2～5歳、特に3歳前後の幼児を襲う赤痢菌による感染症で、脳症を合併し、意識障害、けいれん発作も起こりました。死亡率も高い怖い病気でしたが、どういうわけか今はほとんど見られなくなりました。

● 髄液を取って調べることにより診断できる

　脳炎・髄脳炎の急性期には、発熱や頭痛、嘔吐、けいれんなどが起こり、多くは意識障害をきたします。原因は、細菌、真菌あるいはウイルスなどの感染です。

　脳髄膜は、俗に脳膜ともいい、脳脊髄を取り囲んでいる薄い膜のことで、これが炎症を起こすと髄膜炎となります。さらにその内部にある脳が侵されると脳炎となります。脳、脊髄を囲んで保護している脳膜は3枚構造になっていて、脳にぴったりと張り付いている内側の膜を軟膜といい、その上にクモ膜、さらにその上に硬膜があります。軟膜とクモ膜との間にクモ膜下腔があり無色透明な液体が流れていて、これを髄液といいます。いわ

ば脳は、この液に浮いている状態と考えてよいです。

　背中に針を刺し、この髄液を取って調べることにより、脳炎・髄脳炎の診断ができます。髄液中に顕微鏡で、肺炎菌、髄膜炎菌、大腸菌、結核菌、真菌などが証明されれば、細菌性髄膜炎であり、顕微鏡で細菌が証明されない場合は、多くはウイルス性髄膜炎です。この際通常、髄液中の細胞は極めて少ないです。通常1μmmあたり3～5個でほとんどが単球です。赤血球がみられると脳のどこかで出血があり、白血球が増えていると何らかの炎症が疑われます。

　細菌性髄膜炎の場合は、髄液中に多核白血球が増え、その数も極めて多いです。ウイルス性髄膜炎の場合は、髄液中の細胞は主にリンパ球か単球で、その数は比較的少ないです。

● 無菌性髄膜炎の後遺症を残さなかった症例

　30歳代の男性です。1週間の頭痛の後に、発熱、「強直間代性のけいれん発作」がありました。髄液細胞数の増加（単核球優位）があり、無菌性髄膜炎と診断されました。無菌性とは、髄液中に細菌が証明されないウイルス性髄膜炎のことです。症状は、比較的穏やかでした。

　MRI検査で右側後頭葉に炎症性変化がありました。目の前に光が点滅し、目の前の景色がゆがむという視覚発作が生じました。脳波では、右後頭部にてんかん性発作波を認めました。レベチラセタム〈イーケプラ〉とカルバマゼピン〈テグレトール〉の内服で発作は完全に消失しました。1カ月後の脳波は正常になっていて、後遺症は残しませんでした。無菌性髄膜炎は、症状が比較的軽く後遺症も残さないことが多いです。

てんかん治療医と神経内科医の役割分担

　昔、私がアメリカで神経内科のレジデントをやっていた時、神経内科の同僚、先輩達は、"てんかん"ということばを使わず「けいれん性疾患」とよんでいました。その意図するところは、"発作の原因となる脳の病気を見つけることが重要で、発作の原因を徹底的に調べる必要がある""発作に悩む人間を総合的にみていくことが大切"という意味が込められていました。

　てんかんということばは、けいれん性疾患と似ていますが、同じではありません。てんかんの類型診断、抗てんかん薬の選び方、その副作用、合併する精神、神経症状などに注意を払うのが、てんかん治療医（専門医）です。てんかんに基礎疾患がありうることはわかっていますが、その数は決して多くありません。患者は、くり返して起こる発作に悩み、発作を抑える薬の調合が大切で、ときには職人技が求められます。

　例えば、脳腫瘍の場合を考えてみましょう。腫瘍が大きくなると頭痛、めまい、ふらつき、吐き気や手足の麻痺、しびれなどいろいろな症状が出てきます。同時に、けいれん発作が起こるかもしれません。その際には、てんかんの原因として脳腫瘍があるといえます。これを手術などで取らなければなりません。脳腫瘍を摘出した後に脳に傷が残り、その後反復するてんかん発作が起こり、難治に経過するならば、「症候性てんかん」として、てんかん治療医が活躍する場でもあります。

　発作の背景にある原疾患の診断、治療に関しては、神経内科医が威力を発揮します。てんかんの治療や生活の質の向上を目的とする場合は、てんかん治療医が威力を発揮します。このように、互いに役割分担があるわけですが、重なり合って境界は判然としません。ただ、てんかんを治療する医師は、"脳の進行性の病気を見逃してはいないだろうか"という点に十分な注意を払わなければなりません。

9章
発作と対応

1 発作頻発と発作重積状態
2 けいれん発作への対応
3 もうろう状態の対応
4 救急車を呼ぶか
5 発作緊急カード
6 心因性非てんかん性発作の鑑別
● 誤診と医者

1 発作頻発と発作重積状態

2012年6月号

　てんかん発作は、時には短時間に何回も続けて起こることがあります。意識が回復するひまもなく、すぐに次の発作が起こることを発作重積といいます。発作が短時間に何回も起こり、発作のあとにいったん意識が回復しますが、間もなくすぐに次の発作を起こす場合を発作頻発といいます。

● 「強直間代発作」の重積は命が危ない

　強い、「強直間代発作」（大発作）が重積すれば命が危ないです。すぐに発作を止めないと死亡することもあります。このような場合には、救急車を呼ばなければなりません。抗てんかん薬を急に中止した場合などにこのような大発作重積が起こることがありますが、実際は少ないです。私は、40年以上てんかん診療に関わってきましたが、大発作重積状態で死亡した例は数少ないです。

　「強直間代発作」が、1日のうちに数回（多くは3〜5回以内）くり返す発作頻発例は、比較的多いです。発作後にいったん意識は回復しますが、数時間後に再び同様の発作をくり返します。多くは、抗てんかん薬が切れて、そのまま放っておいた場合などにみられます。

● 「強直発作」の頻発

　発作が比較的短い、「強直発作」（多くは数秒〜数十秒）が頻発する例はよくみられます。「レノックス・ガストー症候群」といわれる「難治てん

かん」は、短時間の「強直発作」を特徴としますが、この発作が数分おきに連続して起こり、それが1時間以上続くことはそう珍しくありません。そのような場合は、頓服薬としてニトラゼパムを飲むと効果があります。飲めない場合は、肛門よりジアゼパム〈ダイアップ座薬〉を使います。時には30分おきに2回以上くり返し使用して、効果を得ています。

● 「欠神発作」の重積や頻発

「欠神発作」（小発作）も、重積状態をとることがあります。「欠神発作」は、一瞬意識を失い動作が停止する軽い発作ですが、これが重積すると、数時間あるいは長ければ2～3日意識がくもった状態が続きます。このような「欠神発作」重積状態はかなりまれで、私は今まで数例の経験しかありません。

「側頭葉てんかん」に、意識を失い動きが止まるのみの「複雑部分発作」があります。意識減損発作ともいわれています。この発作は、通常数分で終わりますが、ときに重積状態になることがあります。数時間、あるいは一両日意識がくもったままの状態が続きます。倒れたりけいれんを起こしたりはしませんが、まとまらない動作、意味不明な発語があります。このような症例もさほど多いわけではありません。

これに似て、「複雑部分発作」が頻発する例は多いです。意識が短時間くもるのみの発作が、2～3分おきに頻発し、それが30分ぐらい続くのです。意識は断続的に戻りますが、まとまったことはできなくなります。

「欠神発作」の重積や頻発、「複雑部分発作」の重積や頻発は、意識がくもりぼんやり状態が続くので、解離性障害やうつ病など、他の精神疾患と間違われたりします。脳波をとれば、その診断は簡単です。

2 けいれん発作への対応

2008年 10月号

　てんかん発作は、突然襲ってきます。いつ来るか予想がつきません。発作の前触れがあれば自分で避難できますが、前触れが必ずしもあるとは限りませんし、仮に前触れがあったとしても危険から避ける余裕がない場合が多いです。

● 一度怪我した人はまたくり返す

　倒れてけいれんする発作は、怪我の防止を第一に考えなければなりません。駅の階段やエスカレーターで転んだりすると、大きな怪我をする可能性があります。料理中に火傷したり、窓ガラスに突っ込んで腕を切ったりすることもあります。一般に怪我は、擦り傷程度で軽いです。多数の縫合が必要な大きな傷や骨折はまれです。しかし、不思議なことに一度怪我をしたことがある人は、それをくり返す傾向があることです。一度怪我をしたらまた起こるかもしれないので、大怪我につながるような事故を防止するため、次のような点に注意が必要です。

● 事故を防止するための注意点

　（1）転倒する発作が頻回に起こる場合はヘルメットを着用：帽子を加工したような簡単なものから頑丈なものまで、沢山あります。本人は嫌がるので、慣れさせるのには時間がかかります。
　（2）駅の階段は端を歩く、駅のホームでは電車から離れて立つ：私の

経験では、駅のホームで倒れた人はかなりいますが、線路に落ちた例はまだありません。

（３）家ではガス器具は避ける：熱湯や油ものを使うのも極力避けましょう。火傷は、家庭の主婦では最も多い事故のひとつです。しかも、同じ人がまた同じ火傷をくり返すことがよくあるので注意が必要です。

（４）お風呂はシャワーだけか湯船に入れる湯量は腰ぐらいに：私は、過去10年間で入浴中の溺死を数例見てきました。不思議なことには、発作頻度が比較的少ない人に事故が発生しやすいということです。発作が毎日起こる人は常日ごろ注意していますが、発作が少ない人は油断しているからかもしれません。

（５）寝るときは仰向けに寝る、枕は硬いものにする：うつぶせに寝ていると、発作を起こしたあと枕が口をふさいで呼吸回復が困難になることがあります。てんかん患者が睡眠中に突然死することがまれにあります。私は過去数例経験があります。その状況から判断すると、睡眠中に発作があり、枕が口をふさいでいたと推定される例が多いです。

（６）発作があったら家族はできるだけ状況を確認し安全を確かめる：しかし、重大な事故につながるような怪我は極めて少ないので、過剰な心配は無用です。

（７）けいれん発作に直面したら、まず頭の下に手を差し伸べて、頭をくり返し床に打ちつけないようにし、発作が終わるのを待つ：発作中には、舌をかまないようにと口に物を入れる必要はありません。発作が終わったら、首を横にして嘔吐物を誤嚥するのを防ぎます。そして意識が自然に回復するのを待ちます。発作が立て続けに２回以上起きない限りは、救急車を呼ぶ必要はありません。

3 もうろう状態の対応

2008年11月号

● てんかん発作に続くもうろう状態

　てんかん発作が起こると、それに引き続いてもうろう状態になることが多いです。これを、発作後もうろう状態といいます。もうろう状態が発作そのものである場合もあり、これを、発作性もうろう状態といいます。もうろう状態となっている間、じっと動かずにおとなしくしている人もいれば、無意識に歩き回ったり、騒いだりする人もいます。発作後もうろう状態は、興奮した脳が一時的に疲弊状態に陥っているために生じます。意識は徐々に回復しますが、しばらくはまともな会話はできません。自分が今どこにいて何をしようとしているのかさえわかりません。一般にこのもうろう状態は極めて短いですが、まれに長時間続く人もいます。

● 対応が足りなかったふたつの症例

　私の患者で次のような人がいました。発作は、通常年に2～3回程度で、発作以外には健常の人と変わりがありません。会社勤めをしていましたが、ある時会社で発作が起きました。発作後30分ほどあちこち歩き回り、物にぶつかったりするので危険でした。会社の同僚が取り押さえようとするとその手を払いのけます。このため、彼は何回も会社を変えました。そして、今は障害者枠で職業訓練校で職業訓練を受けています。

　同じような例があります。40歳代のてんかん患者で、発作後もうろうとなり、ベットの上に立ち上がったり歩き回ったりするので危険でした。

ある夜、同じような発作があり若い看護師が対応しました。患者はやむなく個室に収容されベットに拘束されました。彼が正気に戻った時は、手足がベットに縛られていて不自由な一夜を拘束されたまま過ごさなければなりませんでした。

● もうろう状態への対応

対応は、"注意深く見守る"ことです。そして意識が回復するまで辛抱強く"待つ"ことです。

（1）決して押さえつけてはいけません。押さえつければその手を振り払い、乱暴になるでしょう。

（2）手に触れたものを握ろうとするかもしれませんので、危険でないものを持たせるのもよいです。握ったものを無理に取ったりしてはいけません。それを投げつけたり振り回したりは決してしないので大丈夫です。

（3）周りにある危険なものは取り除いて、歩いてもつまずかないようにします。行く手に立ちはだかって行動を阻止してはいけません。目の前の邪魔者を払いのけたり、押し倒したりするかもしれないからです。危険物に近づいたらゆっくりと手を差し伸べ、行く方向を転換させるのがよいでしょう。

（4）部屋から外に出ないようにドアに鍵をかけるのも正解です。ただし、介護者は部屋の中に一緒にいなければなりません。介護者が行く手を邪魔しない限り、乱暴することはまずありません。ドアを開けようとしてドアのノブをガチガチいじるかもしれませんが、腹を立ててドアを蹴るようなことはしないので大丈夫です。

（5）「こちらにおいで」、「大丈夫」とやさしく声をかけるのもよいでしょう。「行くな」、「ダメだ」など命令しても聞いてはくれないでしょう。

4 救急車を呼ぶか

2008年12月号

　突然路上で倒れけいれん発作を起こしていたら、通りがかりの人はびっくりしてすぐに救急車を呼ぶでしょう。私の患者も、町のあちこちで倒れるので救急隊員からよく電話がかかってきます。「市、区の救急隊ですが、そちらの病院で治療されている患者が倒れて呼ばれました。どうしたらいいですか」と聞かれます。

● クリニックでの対応

　救急隊員から連絡があると、今どういう状況にあるか、まだけいれんが続いているか、意識レベルは回復しているかなどを聞き、原則として連れて来てもらうことにしています。中には、「もう回復しましたから救急車には乗りたくない」と拒否する患者もいますが、救急隊員はそう簡単には解放してくれません。「来たからには乗ってください」と言われ、やむなく乗って来たという患者もいます。あるいは逆に、「数か所の病院に連絡したが脳外科がないということでどこも断られた。そちらでぜひ引き取ってほしい」と言われることもあります。

　多くは、クリニックに着いたころにはすでに発作は治まっていて、意識は回復しています。打ち身、擦り傷などもありますが、大きな怪我はありません。しばらく安静にして、観察するとほとんど完全に回復します。これが知らない病院に運ばれたりすると、無理に点滴、静脈注射、CT検査、MRI検査など、必要以上な検査、治療がなされることがあります。

てんかん患者が路上で発作を起こし倒れたからといって、重篤な事態になることはほとんどありません。ひどい怪我やけいれんが止まらない場合は少なく、多くは救急車も必要としません。また最近は、受け入れを断る病院も多くなりました。

● なぜ救急病院は救急患者を断るのか

私は、アメリカのミシガン州デトロイト市の救急病院を含む大学病院で、4年間臨床研修を経験しましたが、そこでは運ばれてくる患者はどんな患者でも断りません。救急車からの電話は、「引き受け可能か？」という問い合わせではなく、「連れて行くからよろしく」という一方的な電話です。

アメリカの大都市では、このような救急病院は1ないし2カ所指定されていて、ここには毎日300～500人の救急患者が運ばれてきます。大統領でも浮浪者でも身分は問わず、まずは最初にここに運ばれます。浮浪者なども入り込み、廊下にじっと佇んでる人も多いです。名前もわからない身元不明の死亡者もおり、その混雑は目に余ります。ここで診療の第一線を担うのは、レジデント（若手研修医）であり、常に数十人のレジデントが待機しています。ここは大学関連研修指定病院で、十分な臨床経験ができるので、レジデントはここでの勤務を嫌がらないのです。

路上で倒れたてんかん患者全てを救急病院に運ぶ必要はありませんが、救急隊から依頼があったら、受け入れを断らないような救急病院が必要だと私は思います。

5 発作緊急カード
~「日本てんかん学会」の取り組み

2009年1月号

　これまで、けいれん発作を起こした場合の対応の仕方、もうろう状態への対応の仕方、救急車を呼ぶかどうかについて説明してきました。「日本てんかん学会」は、てんかん発作が疑われた場合の対応の仕方について、"発作緊急カード"を作りました。そして患者がそれを持ち歩くことをすすめています。運悪く意識を失って倒れた場合に、発見した人あるいは介助する人がどうしたらいいのかが書いてあります。その要約をここに紹介しましょう。

● 緊急カードの要約

(1) 恐れず、慌てず、安全第一に考えてそっとしておいてください
- 怪我をしないように周囲の危険なものを取り除く。
- 移動はしないで、ゆっくり寝かせる。
- 呼吸が楽になるように首のきついところをゆるめ、可能であればシートベルトなどをはずす。
- 発作の時間が長く、チアノーゼのあるときは酸素投与をする。

(2) 硬いものを歯の間に入れることをしてはいけません
- 外傷の原因となりかえって危険です。
- 嘔気があるときや唾液が多いときは顔を横に向ける。

（3）発作の様子を観察してください
- けいれん発作の状態、顔色、目の位置、手足の動きや左右差、体温などをチェックする。

（4）発作が終わり意識が回復するまで必ず誰か側にいてください
- 目覚めたときに特に訴えがなく麻痺もないことを確認すれば、普通の活動が可能です。
- 頭痛があったりうつろで眠そうな場合は、そのままそっと休ませましょう。
- 発作後のもうろう状態には、抑制したり刺激したりせずにそっと見守ってください。短時間で治ります。

（5）機内でできる発作時の治療として座薬の使用があります
- 本人や関係者（主治医）からの依頼と了解があれば、上記の対応をしてけいれん止めの座薬を挿入します。発作が継続もしくは断続して10分以上続く場合、発作でひどい外傷がある場合、全身状態が極端に悪い場合は、医療関係者と協議の上緊急に継続処置を依頼してください。

　以上が、第1ページに載っていて、裏には本人の名前、生年月日、発作型、発作頻度、発作時の対応、現在服薬している薬の名前、主治医の氏名、病院名と電話番号が書けるようになっています。
　このような緊急カードを持ち歩くと、緊急な場合には役に立ちます。この緊急カードは、「日本てんかん学会」事務局にあるので、主治医を通して「日本てんかん学会」事務局に問い合わせれば手に入ります。

6 心因性非てんかん性発作の鑑別

2004年8月号

● てんかん発作と間違われる"心因性非てんかん性発作"

てんかん発作に似た、てんかんでないさまざまな発作があります。例えば、1．健忘（物忘れ）、2．遁走(とんそう)（急に逃げる）、3．混迷（ぼんやりする）、4．後弓反張(こうきゅうはんちょう)（背中を弓なりに伸ばすけいれん）、5．突然の知覚過敏や盲目、視野狭窄(きょうさく)（ものが見えなくなる）、6．自律神経症状（めまい、動悸、震え、失神、発汗、過呼吸、息ごらえ発作）などが発作的にくると、てんかんと間違われることがあります。また、急に不安、恐怖、焦燥感などのパニック障害もまた、てんかん発作と間違われる場合もあります。

これらは、精神的な原因で起こる発作で、"心因性非てんかん性発作"とよびます。

● 区別するのに骨が折れる

このように心因性非てんかん性発作は、実にいろいろな症状をとってくるので、本物のてんかん発作と区別するのに骨が折れる場合もあります。脳波検査が重要なのは事実ですが、脳波に頼りすぎるのも危険があります。健康正常者でも数パーセントに脳波異常がありえますし、てんかん患者が、てんかん発作と心因性非てんかん性発作の両方をもっている場合は、脳波検査でもそれらを鑑別できないことがあります。

疑わしい場合は、長時間（24時間以上）脳波を記録して、発作が現に起きたその時の脳波（発作時脳波）を見るのがベストですが、これができ

るのはごく限られたてんかん専門の施設しかありません。それでは、どうやってこの発作を本物と区別したらよいのでしょうか。

● てんかん発作の特徴

（1）突然起こりいつ起こるか予期できない：ストレスなどの誘引があってあらかじめ予測がつく場合は、心因性非てんかん性発作の可能性があります。

（2）発作の様態がある決まった一定のパターンをとる：例えば、"前兆に引き続き顔が左に引きつれ、右手を前方に伸ばし左手は下方に伸ばし、その後ぼんやりした表情になって、舌なめずりしながら歩き回る"など、秒単位で変化する発作の形がいつも同じです。発作には強い発作と弱い発作があり、弱い場合は、経過中の途中で終わってしまうことや前兆だけで終わってしまうこともあります。強い場合は、発作の広がりがはっきりせずいきなり大発作に至ることもあります。しかし、おおむね発作の進展は、同一パターンをとるものです。右に移ったり左に移ったりパターンが一定でない場合は、心因性非てんかん性発作が疑われます。

（3）発作の持続時間は一般に数分以内：15～30分と長く続く場合は、心因性非てんかん性発作が疑われます。例外として、発作重延状態があります。例えば、複雑部分発作の発作重延の場合は、もうろう状態が数時間以上続く場合がありますが、この際は脳波をとればすぐに解決します。

また、抗てんかん薬が多すぎて、副作用として眠気、動作緩慢などがみられる場合、心因性非てんかん性発作を悪化させることがあるので注意が必要です。いずれにせよ疑わしい場合は、専門家に相談し本物と確信がつくまでは、抗てんかん薬の投与は慎重であることが大切です。

誤診をした経験がない医者はいない

　てんかん発作の特徴は、「発作症状は通常極めて短い」ということにあります。20〜30分以上続く発作は、例外を除きてんかんではありません。しかし、まれにてんかんでも発作症状が長時間続く場合もあります。発作重積状態といわれるものがそれで、特にけいれんなどはありませんが、意識障害、もうろう状態が極めて長く続くことがまれにあります。

　患者は、40歳代の女性でした。大学卒で、翻訳の仕事をしていました。数年前から不快な気分になることを訴えていましたが、それが高ずると意識を失いもうろう状態になります。このような状態が延々と数時間続きます。この間、患者はまるで動物園の熊のごとくうなり声を発して床を転々反側します。このような発作が月に1回出現しました。

　最初は、心因性非てんかん性発作と考えました。この診断を下したのは、他ならぬ私自身です。発作の時間が非常に長いこと、脳波にさしたる異常がなかったこと、けいれんなどはっきりしたてんかん発作症状がなかったことなどが、その理由でした。心因性非てんかん性発作と考え、抗不安薬や精神安定剤などを使いましたが無効でした。このケースが仮にてんかんであるとすれば、てんかん発作重積状態といえますが、このように最初からてんかん発作重積状態で発病するのは極めてまれです。このことも"誤診"した理由のひとつでした。

　半年ぐらい抗不安薬などで治療しましたが、発作は一向に改善しませんでした。てんかん発作重積状態の可能性も考え、「側頭葉てんかん」に準じてカルバマゼピンを投与したところ、発作は完全におさまり、ここ最近5年以上発作はありません。

　誤診は絶対に避けるべきですが、誤診した経験がないという医者はいません。もし誤診したことがないという医者がいたら、その医者にはかからないほうがいいです。なぜならそのような医者は、「患者を診たことがない医者である」と言った、昔の先生のことばを思い出しました。

10章
日常生活にある発作の誘因

1　日常にみられる発作の誘因
2　睡眠不足は最大の敵
3　女性生理との関係
4　女性生理と精神状態
5　アルコール依存症
● ストレスとてんかん発作

1 日常にみられる発作の誘因

2004年9月号

　てんかん発作は、通常突然起こり予測がつかないのが普通です。しかし中には、ある特定の状況下で発作が起こる場合もあります。例えば、いわゆる「テレビてんかん」などは、テレビを通して目から入った光刺激が発作の引き金になっています。アニメ番組による「ポケモン発作」もこのひとつです。この際、発作の引き金と発作という関係がはっきりしているので、これを「反射てんかん」とよびます。「びっくりてんかん」もそのひとつです。突然予期しない音にびっくりして発作を起こす場合です。

　しかし発作の引き金があまり明瞭でなく、その関係もあいまいである場合も多いのです。例えば、過労、睡眠不足などがそれです。今回はこのような日常生活によくみられる発作の誘因に焦点を当てて考えてみましょう。

● 発作の誘因

　（1）睡眠不足：睡眠不足は、てんかん発作の最大の敵です。特に「特発性全般てんかん」といわれるてんかんは、思春期、青年期に発症する全身のけいれん発作であり、治りやすいてんかんですが、睡眠不足で発作が引き起こされるという特徴があります。

　生活が不規則になり夜遅くまで起きていると、その翌日発作を起こす可能性が高くなります。脳波に異常がなかなか出ない人に徹夜してもらって、翌朝脳波をとると異常が出やすいという事実があります。

　生活の不規則については、親がいくら注意しても本人はいたって無関心

で聞く耳をもたない場合が多いようです。一般に何回か失敗して発作を起こし、自ら気が付くまで親はじっと辛抱して待つ以外はありません。

（２）ストレス：緊張、不安、興奮で発作が起こるというケースは時に見られますが、しかしはっきりしないようです。むしろ緊張、興奮のため眠れなかったことが、発作の引き金になるようです。

　一般には、緊張から解放され一段落して、やれやれと休息しようとしたときに発作が起こることが多いです。特に「側頭葉てんかん」の「複雑部分発作」は、その傾向が強いです。発作が起きそうになったら気持ちを変えて深呼吸したり胸を叩いたりして、力んで我慢すれば発作を止めることができる場合もあります。

（３）生理：女性では、生理と一緒に発作が起こることは珍しくありません。「月経てんかん」ということばがある通り、生理の直前か最中に起こりやすいのも事実です。ホルモン（エストロゲン）活性の増加、水分の貯留が原因のようです。

（４）アルコール：少量のアルコールが発作を誘発するかどうかは、はっきりしません。少量で適度な飲酒はあまり害はないようです。しかしアルコールは、抗てんかん薬の血中濃度に影響を及ぼすのは確かです。代謝が促進され血中濃度が低下したり、逆に血中濃度が急激に増加して副作用が出ることがあるので、多量のアルコール摂取は控えるべきです。

（５）発熱：小児では、特に発熱は発作を引き起こしやすくします。てんかんのある小児で38度を超えたときには、解熱剤の座薬を早期に使ったほうがよいでしょう。

（６）その他身体の不調：深酒、断眠、風邪など体の不調と合わさって、生涯に一度だけ偶然に発作が起こることを、「偶発発作」とよび、てんかんとはいいません。この診断には、専門医の慎重な判断が必要となります。

2 睡眠不足は最大の敵

2015年 1月号

　睡眠不足は、発作を誘発します。仕事や遊びなどで夜遅くまで起きていると、翌朝発作が起こりやすくなります。特に、「特発性全般発作」がそうです。常日ごろ脳波に異常が出にくいてんかん患者でも、寝不足後に脳波をとるとてんかん性発作波が出現する場合が多いです。

　これを利用した、断眠賦活(ふかつ)という方法があります。24時間眠らせないで、あるいは極端に睡眠不足にさせておき、その後覚醒時と睡眠時の脳波を記録する方法です。このような方法で脳波の異常を検出した例を話しましょう。

● 極端な寝不足のあとで起きた症例

　症例は、30歳代後半の男性です。21歳の時、海で魚釣りをしていて発作を起こし水中に転落しました。4カ月後再び魚釣りをしていた時、同様な発作を起こし水中に転落しました。いずれも友人の助けで事なきをえましたが、2度目の転落で嚥下(えんげ)性肺炎を起こしました。30歳の時にまた釣りをしていて発作を起こし、水中に転落しました。何とか助かりましたが肩を脱臼しました。この時の状況は次のようです。"夜10時ごろ車で家を出て翌朝5時に海に到着し、30分ぐらい仮眠をとり釣りを始めた。じっと浮きを眺めていたが、そのあとの記憶がない"。これらの3回の発作は、いずれも徹夜に近い極端な寝不足のあとで起きた発作です。

　22歳の時に受診し、その後数年間に7回の脳波検査をしましたが、て

んかん波は検出されませんでした。それで25歳の時、24時間の断眠賦活脳波検査を行うことにしました。前日眠らないで病院に来てもらい、午前2時ごろから脳波を記録しました。その結果、午前4時ごろから脳波に突発性のてんかん波が出現し、午前6時には10分間の間に19回もの突発性てんかん波が検出されました。

本症例は、寝不足で誘発された「特発性全般てんかん」と診断されました。釣りを止め、寝不足を避けたらその後発作はありません。

● 睡眠不足は精神、身体症状にも悪影響

てんかんで断眠賦活した研究があります。金沢大学の佐野譲らは、てんかん患者40人に20〜24時間の覚醒を維持させ、その前後に終夜睡眠ポリグラフを比較しました。その結果、40人中26人（65％）が断眠により脳波異常が増悪しました。全般性けいれん発作群が、最も賦活されやすかったといいます。特に、全般性のてんかん発作波である棘徐波複合が80％と最も多く賦活されたと述べています。

彼らは結論として、断眠賦活法は、"異常波検出のための有効な生理学的方法であるが、その効果は個人差に大きく、診断学の立場よりもむしろその患者が睡眠不足に敏感であるか否かを判断するのに役に立つ"と述べています。

また睡眠障害には、入眠困難、中途覚醒、早朝覚醒などがあり、夜間よく眠れないと、イライラ感、集中困難、気力低下などの精神面への影響や易疲労感、頭痛、筋肉痛、胃腸の不調など身体的悪影響が起こりえるので、健康に良くありません。不十分な睡眠は、てんかん発作にも悪影響がありますが、広く、精神、身体症状にも悪影響をもたらします。

3 女性生理との関係

2006年1月号

● 女性てんかんの多くが生理と関係がある

　てんかん発作が生理に関連して出現したり、あるいは特にこの間発作が増加することがあります。これを、「月経てんかん」とよびます。女性てんかんの3分の1から半数近くが生理と関係があるといわれています。起こりやすい時期は、生理の始まる数日前から開始後の2～3日までで、その後発作は起こらないことが多いです。

　月経前緊張症も、生理の直前から生理開始直後まで続き、その後はまた正常に戻ります。この間、不機嫌、イラつき、不眠、抑うつなどが現れやすいです。また、うつ病、統合失調症などの精神症状が、この間悪くなったりすることがあります。

● 子宮・卵巣摘出をした症例

　以前、次のような「月経てんかん」にあいました。患者は、診察時40代後半の女性です。知的障害はありません。初潮後2年目にしてある日突然、勉強していて全身の「強直間代性けいれん発作」が起きました。その後同様の発作が月に数回出たので、フェニトインの（市販の〈アレビアチン〉を1日2錠）服薬を続けました。発作はその後もほぼ月1回、生理の前日に限って出現していました。この状態がその後長年にわたって持続するようになりました。

　高校は1年で中退し、洋裁学校、マッサージ学校を卒業し、マッサージ

院で働きました。〈ヒダントールＦ〉で発作は治まりましたが、生理直前にならないと発作は起きないので怠薬気味で、そのため年に数回、生理の際に発作を起こしていました。薬局の主人から、「結婚すれば発作が治まる」と言われたので、40歳で結婚しますが発作は続いていました。

そのころからけいれん発作に加えて、「欠神発作」がみられるようになりました。これは、ほとんど毎月生理の直前に数回連続して起こります。この間ぼんやりして意識を失い、歩いていればそのまま20メートルほど歩き続けます。電話中に発作があると、そのまま「はい、はい」と返事して約束してしまい、あとで取り返しのつかない損をすることもありました。

発作が生理と関係があるので、子宮を取れば発作が治まると考え、子宮及び卵巣の摘出手術を受けました。しかし、確かに生理は止まりましたが、その後も月１回の発作は消失しませんでした。

その後、フェノバルビタール〈フェノバール〉60㎎、バルプロ酸ナトリウム〈デパケン〉1200㎎でけいれん発作はありませんが、いまだ欠神発作が月１〜２回程度あります。発作の周期も従来より不整になっています。

● 子宮摘出手術で発作は治らない

月経てんかんの発生機序は、いまだ一定しません。エストロゲン活性の増加、水分の貯留、細胞内外液の異常などが考えられます。女性ホルモンであるプロゲステロンが抗てんかん作用があり、生理に一致してその分泌が減少するので発作が起こると推論する者もいます。生理と関連が高いてんかん発作に、アセタゾラミド〈ダイアモックス〉が有効といわれていますが、この薬には利尿作用もあり、水分の貯留を防ぐ意味もあるのかもしれません。子宮、卵巣を摘出していたと聞いてびっくりしましたが、子宮摘出手術で治るのを期待するのは無理でしょう。

4 女性生理と精神状態

2006年2月号

● 生理の前に起こる月経前緊張症

　女性では、生理の前に神経過敏になり、イライラすることが多く、過度の疲れや軽いうつ状態になったりすることがあります。頭痛、嘔吐、めまい、心悸亢進(しんきこうしん)、不眠、体重増加、のどの渇きなどの自律神経症状も出ることがあります。これを、月経前緊張症といいます。

　健康正常な女性でも、約4割の人が生理の直前にこのような体験があり、通常生理の開始とともにこの症状は消失します。このような症状は、もちろんてんかん患者でも、あるいは知的障害者でも起こりえます。特に知的障害者では、生理との関連に気が付かずむやみに多くの薬を飲まされたりする場合があります。

● 月1回荒れるので服薬したら生理が止まってしまった症例

　しばらく前に、次のような症例にあいました。中等度な知的障害とてんかんを合併する35歳の女性です。普段は穏やかですが、月に1回は不機嫌になり、水を大量に飲んだり、歩き回ったり、頻回にトイレ通いがあり、落ち着きがなくなります。注意すると表情が急に変わり、母親に食ってかかったり、衣類を引っ張って破いてしまうことがあります。夜間寝ないで騒ぐので、家族は大変です。

　薬が処方され、その量も次第に増えました。スルピリド〈ドグマチール〉、マレイン酸レボメプロマジン〈ヒルナミン〉、ハロペリドール〈セレネース〉

などが処方され、荒れたときには、近所の施設に短期入所させるのが常でした。

マレイン酸レボメプロマジン、ハロペリドールは、強力な抗精神薬で、鎮静作用が強いです。多量に使うとぐったりとして生気を失います。一方スルピリドは、自律神経を和らげる比較的やわらかい薬で、いろいろな身体的な不定愁訴のある、自律神経失調症や心身症などに広く使われる薬剤です。胃潰瘍の薬でもあります。しかしこの薬は、女性ホルモンに影響を与え、生理が止まったり母乳が出たりすることがあります。食欲が増進し体重も増えるという副作用もあります。本患者は、生理が2年半以上止まっていました。そして、月1回ひどく荒れることがありました。

● **自然に逆らわないほうがよい**

当然あるべき生理がないのは不自然なので、とりあえずスルピリドをやめることにしました。数カ月後、再び生理が始まりました。そして、驚くべきことが起きたのです。いつもの月1回の荒れ狂う精神症状はすっかり影を潜めて、朝までぐっすり眠り睡眠薬は必要なくなりました。翌朝は、機嫌よく母親と目と目を合わせ笑顔で作業所に出るようになりました。

60歳を超えた母親は大変喜びました。母親の弁を借りれば、「生理も1週間たっぷりと出た。いつもなら冷蔵庫を開けたり閉じたり、うろうろして落ち着かず、頻回に水道栓を開けて、寝ないで騒ぐのが10日ほど続くのが常だったが、生理の再開に伴って劇的に改善した」。

この例は、月経前緊張症が生理開始によって通常改善すべきところが、生理がないため症状がダラダラと長引いたと解釈されました。

私はこの症例を介して、"自然に逆らわないほうがよい"という教訓をえたのです。

5 アルコール依存症

2014年4月号

● 毎日飲むようになれば依存症の一歩手前

　私もお酒が好きでよく飲みます。ときには飲みすぎて、翌朝記憶がないこともあります。日本酒は、二日酔いすることが多いので注意していますが、ついうっかり飲みすぎてしまい翌朝一応反省するのです。焼酎、ウイスキーは、ロックで飲みます。暑い季節のビールは、最初の1杯はさわやかで美味しいですが、いくら飲んでもお腹がいっぱいになるだけで酔わないのでそのうち日本酒か焼酎になります。最近は、ワインを愛用しています。

　私の飲酒は、機会飲酒で、家ではあまり飲みません。毎日飲むようになると習慣性飲酒となり、アルコール依存症への一歩手前になります。やめられなくなれば、立派なアルコール依存症です。アルコールが切れると、頭痛、イライラ、不眠などが出て、身体的依存症が完成したことになります。

● てんかんを合併したアルコール依存症の症例

　患者は50歳代の男性です。やさしくて気弱な半面がありましたが、人間関係でぎくしゃくして、お酒におぼれるようになりました。お酒はもっぱら焼酎でした。ここ10年ぐらい毎日飲んでいましたが、最近精神的に落ち込むことが多く、うつ状態となり閉じこもり気味になりました。勘違い（被害妄想、追跡妄想）があり、「誰かが自分を追いかけてくる」など

と言うようになりました。

　当院を受診した際、最初は飲酒歴を否定していたので、私はすっかり、不安性障害、うつ状態と考え、抗うつ薬、精神安定剤などを与薬しました。そのうち物忘れもみられるようになりました。同じことを何度も言い、妻と娘を勘違いするなどが出てきました。脳のMRI検査で、大脳の萎縮がみられたので、認知症の合併と考えました。

　受診後2〜3日飲酒をやめたらしいのです。そしてある日朝起きて間もなく、離脱症状が現れました。イライラ感、発汗、手指や全身の震えとさらに意識がもうろう（振戦せん妄）となりました。幻覚（小動物や虫が見える）も出現しました。数時間後には、全身けいれんが1時間間隔で2回みられたため、ある病院に救急入院しました。そこではじめて、アルコール依存症であるとわかり、精神科の入院が必要と考え、転院してもらいました。

● お酒は適量が大切

　アルコール依存症の離脱症状は激しく、誰もがびっくりします。精神科と内科の共同治療が必要となります。アルコール依存症が長引くと、ウェルニッケ・コルサコフ症候群という高度の記憶力障害がくることがあります。また、幻覚妄想状態などを合併したり、手足の知覚が麻痺することもあります。手袋や靴下を履く部分に知覚鈍麻（どんま）がきて、頑固なしびれを訴えることも多いです。通常けいれん発作は一過性に終わりますが、ときに再発をくり返す場合もあります。

　アルコール依存症は、本人はもちろんのこと、家族も巻き込むことが多く家庭は大変です。お酒は適量が大切です。

ストレスが原因となったてんかん発作

　以前、次のような症例にあいました。20歳代後半の女性です。大学を卒業して社会人となって間もなく、急に不安、恐怖感を訴えるようになりました。はじめての仕事に就いたので、ストレスが原因となってパニック障害を起こしていると考えられました。この不安、恐怖感は、何の誘引もなく突然襲ってきて通常数分で消えました。長くてもせいぜい5〜10分程度でした。抗不安薬、抗うつ病薬などが多量に処方されましたが、一向に良くなりませんでした。

　患者の家族が疑問に思い、当クリニックを訪れました。発作症状をよく聞くと、胃から何かこみ上げてくるような嫌な感じと同時に、不安、恐怖感が襲ってきて、周りの景色が不気味に感じるというのです。それが起こると、しゃがみこんでじっと辛抱し、ただ嵐が過ぎ去るのを待つのみだといいます。この間、意識はまったく正常でした。発作は、週1〜2回の頻度に起こり、仕事中にも起きるので職場にも支障をきたすようになりました。不思議なことに、一度発作が起こるとその後数日間は発作が起きないといいます。

　これらの症状は、全て「側頭葉てんかん」の発作そのものです。脳波を記録したところ、安静覚醒時にはまったく異常がありませんでしたが、いったん睡眠に入ると、側頭部に特徴的な発作波が出現しました。全ての抗不安薬、抗うつ薬を中止して、カルバマゼピン＜テグレトール＞に置き換えたところ、発作が完全に消失し、元の元気な彼女に戻りました。

　通常てんかん発作の場合は、その持続時間は短いです。長くても分単位です。難治なてんかんでは、発作重延状態となり、長時間続くこともありますがこれはまれです。一方パニック障害は、一般に持続時間が長いです。30分ないし1時間以上続くことが多いです。

11章
外的刺激が誘因の「反射てんかん」

1 「光過敏てんかん」
2 「びっくりてんかん」
3 「読書てんかん」「数学てんかん」
4 「意思決定てんかん」
5 「音楽てんかん」
● 「ポケモン」事件

1 「光過敏てんかん」

2004年10月号

　今回は、ある特種な外的刺激が直接発作の引き金になる場合について話します。通常この種の発作を、「反射てんかん」とよんでいます。刺激と反応（発作）が直接結びついているので、発作発症の機序を考える上で貴重な症例が多いです。今回は、「光過敏てんかん」について話します。

● 光の刺激で誘発される発作

　「反射てんかん」の代表的なものが、「光過敏てんかん」です。光刺激によって誘発されるてんかん発作であり、現実的には、テレビ（「テレビてんかん」とよばれた）、アニメ、木もれび、水面に反射する光（かつて「水てんかん」とよばれた）、燃え盛る火（かつて「火てんかん」とよばれた）などの"光刺激"が発作を誘発する場合です。

　「欠神てんかん」や、「若年ミオクロニーてんかん」、「覚醒時大発作てんかん」など、「特発性全般てんかん」とよばれる発作は、しばしば光で誘発されることがあります。「重症ミオクロニーてんかん」（SME）も光には大変過敏です。成人に発症する震顫（震え、主に手先）を伴う「良性成人型家族性ミオクローヌスてんかん」という病気も光に対して過敏です。

　後頭葉の視覚領野に病巣がある「後頭葉てんかん」の場合も、光過敏性を示します。その際の発作は、光の球が目の前に現れるような視覚発作が先行します。「光過敏てんかん」は脳波検査で断続的な光刺激により発作波が出現するので診断がつきます。

1997年に、アニメ「ポケモン」によって引き起こされた発作があり、社会的問題となりましたが、これは、光感受性発作といい、厳密にはてんかんとは区別されます。ただ1回だけで、再発しない場合も含まれるので、これら全てをてんかんというわけにはいかないのが理由です。

● 模様で誘発される発作

　「光過敏てんかん」のひとつに、「模様過敏てんかん」があります。縦縞、横縞、網目模様、渦巻き模様などをじっと見つめることによって発作が起こる場合です。この模様は、現実的には本の表紙、天井や壁の縞模様、トタン（波を打つような縦縞模様）、デパートのエスカレーターなどにみられます。この際、脳波を記録しながら模様を見せることによって、発作波を誘発できるので診断がつきます。

　発作は、多くは一瞬ボーっとする欠神発作の場合が多いですが、「強直間代発作」のこともあります。

　また、「光過敏てんかん」のひとつに、「自己誘発発作」というのがあります。自分で発作を誘発する場合で、極めてまれです。例えば、本の表紙などの模様をじっと見つめることにより、あるいは目の前に自分の手を持ってきてヒラヒラ動かして断続的な光刺激を作り出し、発作を誘発する場合です。

　発作の多くは「欠神発作」で、あたかも快感を得て、嗜癖(しへき)依存症になっているような印象を与えます。てんかん発作は通常不快な感じを引き起こすものですが、快感を得ているためかもしれません。中軽度の知的障害を合併する小児にみられ、その理由は不明です。

　「反射てんかん」は、特殊なてんかん群に分類されており、発作が誘発される機序を理解する上で貴重な症例が多く、注目されています。

2 「びっくりてんかん」

2004年11月号

　「びっくりてんかん」とは、突然の音や肩を叩かれてびっくりして発作を起こすてんかんのことをいいます。この種のてんかんはかなりまれで、てんかん・てんかん症候群の国際分類では、「特殊てんかん」に分類されています。びっくり、驚くという心理的な要因がてんかん発作の引き金になっていることが興味深い現象です。

● 突然の音や不意なことから誘発される発作

　多くは、予期せぬ突然の音が刺激になる場合です。音刺激は、それが驚愕（きょうがく）を引き起こすのに十分であれば、いくら低い音でもいいわけです。例えば、茶碗の触れ合う音、箸を置く音、ドアの開閉、時計の音などでも刺激になりえます。音にびっくりして発作を起こす場合は、「聴源性驚愕発作」といい、触覚による場合は、「触覚性驚愕発作」といいます。

　びっくりさせるような触覚としては、不意に後ろから頭や肩を叩かれたりすることです。知人が不用意に後ろから肩をポンと叩くなどが刺激となります。別に強く叩かれなくてもびっくりするようであれば、天井から顔に落ちる一滴の水滴でも十分刺激になります。

　発作は、主に「強直発作」です。一瞬身体を硬くして両手を広げ、頭を全屈させ全身を硬直させます。「ヒー」と発声する場合も多いです。立っていれば多くは倒れます。この種の発作は、主に知的障害や脳性麻痺を合併している人に多く、肢体不自由で寝たきり、あるいは車椅子の

場合もあります。

● 予期できる音では発作は起きない

　目の前で頭を叩かれても発作は起きません。あらかじめ叩かれるということが見えており、予期できるから発作は起こらないのです。叩かれて発作を起こしやすい場所は、後頭部、首、肩、背中などで、個人差が大きいです。音についても同様です。目の前から来た車が警笛を鳴らしても発作は起きません。音がくるかもしれないと予期できるからです。しかし、後ろの車が何の予告もなく突然音を出すと発作が起きます。前からの音と後ろからの音ではびっくりする度合いが違うからです。

● 大脳にすでに傷があるため発作が生じる

　普通の人でも、近くで突然「ワッ！」と大声を立てられたりするとびっくりして身体が一瞬硬直します。これを驚愕反射といいます。この反射は、上位にある大脳皮質からの抑制を受けています。そのため通常では、少しびっくりするだけで発作には至りません。

　しかし、もし上位の大脳皮質にすでに障害があり、この抑制機構が麻痺していると、この驚愕反射が昂進します。脳性麻痺の患者で、些細な音でびっくりして一瞬身体を硬直させるのは、過剰な驚愕反射が大脳皮質を刺激し、てんかん発作を生じさせると考えられます。

　この種の「驚愕反射てんかん」は、一般に難治です。発作それ自体は、「強直発作」であり大発作ではないので、仮に何回もくり返して起きても生命に別状はありません。薬が増えてぐったりするよりは、薬はできるだけ少量にして仮に発作が完全に抑制されなくとも、"活き活きとした日常生活が送れること"を大切にしたいです。

3 「読書てんかん」「数学てんかん」

2004年12月号

● 本を読んだり計算をすることで誘発される発作

"本を読むと発作が起こる"という奇妙なてんかんがあります。本を読んでいるうちに、次第に、顎、舌がビクビクする「ミオクロニー発作」が出現し、短時間の意識喪失をくり返し、ついに大発作を起こす例です。これは、「読書てんかん」と命名されています。多くは家族性（遺伝性）で、その際これを「原発性読書てんかん」といいます。「読書てんかん」は、極めてまれで特殊なてんかんで、一般のてんかん患者が本を読むことで発作が起こることはまずありません。

その発作の引き金となる読書という行為が、どうして発作の引き金になるかという点に世の注目が集められています。

フェルスターは、11症例の読書てんかんを報告しました。このうち7症例はてんかんの遺伝歴を有していて、そのうちの4家系では、「読書てんかん」の遺伝歴を有していました。彼は読書という誘発因子を詳しく分析した結果、"何か新しい意味のある文章"を読むことが重要であって、慣れ親しんだ文章や無意味な文章（外国語や数字など）を読んでも発作は起こらないことを見出しました。本を縦にして読んでも横にして読んでも、音読でも黙読でも、発作を起こしました。また、本の内容を録音して聞かせても発作は起こりませんでした。

この現象は、単純な音、または視覚刺激だけでは説明しがたく、"読んでその意味を理解すること"が、発作の引き金として重要であると考えま

した。"読んでそれを理解する"という精神作用が、発作を起こすのです。

また、「数学てんかん」とよばれているてんかんがあります。イングバールは、計算をさせると3Hzの棘徐波複合を示す「欠神発作」の例を報告しました。この異常波は、注意を集中して計算することによって起き、簡単な計算やごまかしなどによっては誘発されませんでした。幾何学的思考や読書、緊張だけでも発作は起こりませんでした。"気持ちを集中して計算する"という精神作業が誘引となって発作を起こすのです。これも極めてまれなてんかんで、通常このようなことは起こりません。

● 一般のてんかんにも該当するのか

いずれも"興味をもって精神を集中し、そして理解する"という精神活動が発作の引き金になっています。これらは特殊で、まれなてんかんですが、一般のてんかんでも該当するのだろうかという疑問が起こります。

一般には、精神緊張はむしろ発作を抑圧するように作用し、緊張から解放されヤレヤレと思った瞬間に発作が起こることが多いです。精神集中は、むしろ発作を抑制させます。しかし、脳波検査をすると特に全般性の脳波異常（「特発性全般てんかん」にみられる）などは、精神作業で増悪することがあるのも事実です。脳波を記録しながら計算させたり、心理テストなどを行うと発作波が増すことがあります。脳波上では、精神賦活が脳波異常を悪化させることは確かにありますが、実際に発作が悪化したという例はあまりありません。

てんかん患者には、"あまり無理させるな"、"勉強、運動のやりすぎに注意"、などということばがありますが、あまり神経過敏になる必要はありません。しかし、過労や精神緊張などによる寝不足は、発作を誘発させるので注意しましょう。

4 「意思決定てんかん」

2005年1月号

　人は何かの問題に直面したとき、それを解決するために知恵を働かせます。いろいろな方策を考え、それらの長所や短所を比較し、過去の経験や記憶に照らし合わせ、最終的に最もよいと思われる方法を選びます。解決に向けては、努力、気力、意地などが必要となります。途中であきらめてはいけません。またその際多くの不安や期待、緊張、悩みや迷いがつきまといます。解決したときは安堵と達成感が得られ、爽快な気分になります。中には、努力や体力がない人もいるでしょうし、不安と期待、緊張だけが飛びぬけて強い人もいるでしょう。抱えている問題が大きい場合は、解決も容易ではありませんが、解決したときの喜びもまた大きく、簡単な問題であれば解決も容易ですが、喜びはさほど大きいわけではありません。

　例えば、賭け事や遊び事を考えてみましょう。それぞれの賭け事や遊び事は最善の手を考え、それに賭け、首尾よくいけば儲かり満足感が得られます。その満足感が人をひきつけるゆえんです。しかし、その際にてんかん発作を起こしてしまう人がいます。

● 決断する際に誘発される発作

　新しい状況に直面し、決断するに際して起こす発作を、「意思決定てんかん」といいます。フェルスターは、主にカードやチェスをやっているときに脳波に3Hzの棘徐波複合が出現し、同時に四肢の「ミオクロニー発作」を伴う、22歳の軍人の症例を報告しました。彼によれば、この発作

は単なる視覚、触覚刺激によっては出現せず、一連の精神活動の中で迷い、緊張し、新たな決断をする際に誘発されるもので、彼はこれを「意思決定てんかん」と名付けました。

この発作は、チェスゲーム中によくみられ、他人に駒を取られ脅威を感じたとき、さらに自分が間違った手を打ったときにみられたといいます。また、勝ち負けがはじめから明らかなときには、発作は起こりませんでした。複雑な数学を解いているとき、食事をメニューから選んでいるときなどにもみられたといいます。その後、「チェスてんかん」、「カードてんかん」、「マージャンてんかん」なども報告されるようになりました。

● 情緒的要素が誘因に

この発作は、高度な精神作用によって引き起こされるてんかんで、その点、前回の「読書てんかん」や「数学てんかん」と似ています。いずれも、興味をもって精神を集中し、そして理解するという精神活動が発作の引き金になっていますが、「意思決定てんかん」は、高度の精神活動にさらに不安や緊張、期待といった情緒的要素が絡んでいるようです。

この「意思決定てんかん」は、まれなてんかんです。マージャンの最中に発作を起こしたという例は時々経験しますが、これらのほとんどは生活習慣が乱れ、徹夜でマージャンをやっている最中に大発作を起こした例です。その多くは、「特発性全般てんかん」と考えられ、不眠がその誘引と考えられます。したがって、それは「意思決定てんかん」の「マージャンてんかん」ではありません。

「意思決定てんかん」のような複雑な誘引がある場合は、その誘引について十分な検討が必要となります。

11章　外的刺激が誘因の「反射てんかん」

5 「音楽てんかん」

2005年2月号

● 個々の特別な音楽によって誘発する発作

　音楽が発作を引き起こすなんてことがあるのかと、不思議に思われる人もいるかと思いますが、不思議なことが起こるのが脳なのです。

　1937年にクレチュレイが、最初に「音楽てんかん」を報告しました。その後フェルスターが9例の実験例を報告し、その後約50例以上の報告があります。音楽によって引き起こされる発作の全てが、「複雑部分発作」です。

　最初に辺りをキョロキョロ見回し、衣類をまさぐり、ポケットから物を取り出したり、舌を鳴らしたり、口を動かします。そのあとの質問に、「えっ？」、「何？」、「わからない」などと単純な答えが返ってきますが、その間の記憶はまったくありません。

　この発作症状は、「複雑部分発作」そのものであり、焦点はおそらく側頭葉にあるものと推定されます。誘発するのは、楽器の種類などは関係がなく旋律で、個々の症例によって特別な音楽が発作を誘発します。そして、いずれもその音楽が好きな症例ばかりです。

　例えば、教会の鐘の音に過敏な例、ドビュッシーやシベリウスに代表される後期ローマン派の西洋音楽に過敏な例、あるいはウエスタン音楽に過敏な例、またはヨハンストラウスのワルツやヘンデルのメサイヤのような古典音楽に過敏な例、ジャズやロックンロールに過敏な例、モダン音楽に過敏な例、などがあげられています。

● どこからかメロディが聞こえてくる

　患者は、このような音楽を聴いているうちに、耳の奥で音楽が鳴るような感じになり、最後の一節が耳に残り、発作を起こします。そしてその発作は、また音楽から始まる発作です。

　私の経験した例では、30歳代の主婦で、歌が好きで家事の最中に童謡を口ずさむことが多かったのですが、そのうちどこからか同じメロディが聞こえてきます。患者は、「あっ、また来たな」と思って、別のことに精神を集中させると発作を中断させることができますが、それに気をとられていると意識を失うのです。

　この体験から理解するに、音楽が記憶回路を刺激して、発作を起こすようです。実際には、音楽を聴かなくてもそれを想像することにより発作を起こしうるという報告もあり、確かに記憶と関連があるように思えますが、よく聴き慣れた音楽のみならず、はじめて聴く音楽によっても発作が誘発される報告もあり、その機序は複雑です。

● 脳の特定の領域が過敏になっていて誘発される

　「音楽てんかん」も「読書てんかん」、「数学てんかん」、「意思決定てんかん」などと同様に、おそらく読書や計算、音楽などを支配する脳の領域が過敏になっていて、それに精神集中、緊張、不安、過去の記憶などが関連して発作が誘発されるものと推定されます。

　このような高次な精神活動で誘発されるてんかんをみると、なんと脳は不思議なものだろうとつくづく感心させられます。

「ポケモン」事件

　「光感受性てんかん」というてんかんがあります。この例として、1997年におきた「ポケモン」事件があります。この番組は、当時子どもたちに大変な人気がありましたが、この中で突然光が点滅する場面が出てきます。これを見た多くの子どもたちが、てんかんあるいはてんかん類似の発作を起こしました。当時、大きな社会的問題となりました。

　「ポケモン」事件がきっかけとなり、「光感受性てんかん」の研究が進歩しましたが、この疾患はかなり複雑です。また、抗てんかん薬が必要かどうかも問題になります。

　「日本てんかん学会」は、上記を網羅的に解説したガイドラインを発表しました。これによると、「光感受性てんかん」の頻度は4000人に1人と極めて少ないですが、潜在的に光に過敏な体質をもつ例は、これよりもはるかに多いだろうと推定されました。

　全国の「光感受性てんかん」652名の調査によると、「光感受性てんかん」（光刺激でも、光刺激がなくとも発作を起こす）が63.0％、「純粋光感受性てんかん」（光刺激でしか発作が起こらない）26.4％、体質的光感受性者（発作はないが脳波異常が光刺激で引き起こされる）が5.8％でした。「ポケモン」事件は、この潜在性の光感受性体質者などが偶然に表に出てきた自然の実験室であったともいえます。

　「光感受性てんかん」は、4000人に1人で、これは病気が発症した数です。しかし、潜在的に光感受性をもっている人は一体どれぐらいいるのでしょうか。欧米での調査では、健康正常者に脳波検査したところ、正常小児の8.9％、正常男子の0.5％は光感受性を示したといいます。これは驚くほどの高い数字です。

　何らかの理由で脳波をとる機会があり、偶然に光感受性が発見されたら治療はどうするのでしょうか、答えは簡単です。実際には発作がないのですから、薬は必要ありません。

第3部
検査と薬

12章　さまざまな検査

13章　薬の作用と副作用

14章　新　薬

15章　十分な注意が必要な薬

12章
さまざまな検査

---

  1 脳波検査

  2 脳磁図

  3 CT検査

  4 MRI検査

  5 SPECT検査

  6 PET検査

  7 NIRS検査

  8 前頭葉機能検査

● 社会適応能力と知能指数

1 脳波検査

2007年11月号

　脳波検査は、てんかんの診断、治療には欠かせない重要な検査です。脳波を正しく使いこなすことができれば、診療の大きな助けになるのは間違いありません。しかし、脳波はしばしばあいまいで、正常かどうかわからないような紛らわしい所見を示すことがあります。それを異常と判断して、てんかんと断定すると大きな間違いを犯すことがあります。

● 脳波検査による症例判断の課題

　以前、次のような患者にあいました。20歳代の女性、仕事に就いて2年目です。仕事上のストレスなどで不眠が続いていました。そしてある日、仕事中突然意識を失って倒れました。はじめての発作でした。脳波の結果、軽度の異常が出たのでてんかんと診断され、抗てんかん薬の服用をすすめられました。

　課題1－脳波所見でてんかんかどうか判断できるか
　答えは、「ノー」です。脳波所見がどうあろうとも、発作症状が重要であり、臨床症状がてんかん発作に一致しない場合は、てんかんとはいえません。脳波所見は、それを補う補助手段です。てんかん患者でも脳波異常がないことが度々あり、逆にてんかんでない人でも脳波の異常がありえるのです。
　したがって、脳波所見を重視して紛らわしい例をてんかんと即断するの

は危険です。脳波に異常がある非てんかん発作は、意外と多いのです。

　課題２－"てんかん発作を非てんかん発作と誤った場合"と"非てんかん発作をてんかん発作と誤った場合"どちらがより困るか

　前に述べた症例が、その後本当のてんかん発作を起こし、その結果"てんかんであった"と判断される場合です。この場合は、最初からてんかんだったのを、結果的には誤って"てんかんではない"と判断したことになります。つまり、"てんかん発作を非てんかん発作と誤った"といえます。

　しかし、逆の場合もあります。"非てんかん発作"を"本物のてんかん発作"と判断し、結果的には不必要な投薬を受けている例もあります。これは"偽物を本物と誤った"といえます。

　長年てんかんの臨床をしていると、上記のような判断に迷う場合が意外と多いです。特に最初の発作を診断するときには、避けて通れない課題でもあり、脳波に異常が見られるときには、誤ってんかんと判断される場合が大変多いです。

　これは、医療上のミスとはいえませんが、この両者を比較してどちらが日常生活で困るでしょうか。答えは後者です。非てんかん発作を本物と誤って、不必要に投薬を受けている患者が意外と多いのです。そしてその結果、日常の家庭、社会生活上、本来不必要な制限が加えられるのです。

　てんかんかどうか、診断が容易ではない場合が少なくありません。特に、最初の発作を診断する場合は慎重でなければなりません。私は、臨床発作症状がてんかんと確信が得られなければ、抗てんかん薬の投薬を行わないことにしています。【疑わしきは罰せず】です。

12章　さまざまな検査

2 脳磁図

2008年2月号

● 脳の電気活動で発生する磁力で発作波を見つける

　脳磁図は、脳の電気活動に伴って発生する磁力を測定しようとするものです。脳では、常に電気的な活動が盛んに行われていますが、その電気活動を記録するのが脳波です。一方電気が流れるところは、必ず磁力が生じます。この磁力を記録するのが脳磁図です。

　脳の電気活動は極めて弱く、10マイクロボルト（1ボルトの100万分の1）程度であり、それが流れてできる磁場は、地球上の磁場の1億分の1程度の極めて微弱な磁気です。

　脳磁図を記録する検査室は、外部の磁場の影響を完全に遮断する大掛かりな設備が必要になります。非常に小さい磁力を測定するので、金属や磁気を帯びているもの、金具、磁気カード、携帯電話、時計、ペースメーカーなどは持ち込めません。副作用はまったくないので、安全な検査でもあります。

　脳磁図の長所は、脳波では異常が現れませんが、脳磁図ではっきりと発作波を見つけることができる場合があることです。逆に、脳波で異常が出現しても、脳磁図には何も出ないこともあります。その意味で、脳波と脳磁図は互いに足りないところをかばい合う、相互補完的な存在です。

　詳しく言えば、脳の電気活動が頭の表面に向かって深部から垂直に飛び出してくるような場合は、それを脳波で捉えることができますが、脳の表面に沿って、水平に流れるような波は、脳波では捉えにくいです。

一方脳の磁力は、電気の流れに向かって垂直方面に出てくるので、脳の表面を流れるような電流でも、磁力はそれに直角に頭皮上に向かって浮き出てきます。したがって、脳磁図で拾いやすいのです。

● てんかん患者は脳磁図検査を受けることをすすめる

　てんかん発作があっても脳波に発作波が見つからない場合や、脳波に全般性の異常波が出現しその焦点がわからない場合には、一度脳磁図の検査を受けることをおすすめします。脳波に異常がなくても、脳磁図で発作波を示す場合があり、脳波では焦点がわからない場合でも、脳磁図で発作焦点を示してくれる場合があります。

　それから、脳磁図でもうひとつ役に立つことは、その焦点を脳の画像の上に点(ダイポール)として示して、発作発生源を推定することができることにあります。したがって、脳外科手術の術前検査には欠かせない重要な検査となりつつあるのです。

　私が新人医師となった時、何とか脳の中が見れないものかと夢みたいなことを考えたことがありますが、今はそれが当たり前になっていることは驚きです。

3 CT検査

2007年12月号

　CT検査は、正確にはX線コンピューター断層撮影といいます。体の横断断層を撮影する特殊なX線装置です。これにより、従来見られなかった脳の内部が見られるようになりました。痛みを伴わずして脳の内部構造がわかるようになったのは、画期的な発見でした。

　この原理は、1960年代にすでに発表されていましたが、実用化されたのは1972年、ハウンズフィールド、アンブロースによってできた"エミスキャン"です。360度の各方面から照射されたX線の吸収の違いを高機能のコンピューターにより分析し、軟部組織から骨組織まで連続した濃淡のある画像として描き出すものです。したがって、その実用化は高性能で高速演算ができるコンピューターが出現するまで待たなければなりませんでした。第1世代のCT検査は、撮影にずいぶんと時間がかかり、できた像も不鮮明でしたが、第2世代、第3世代、第4世代と急速に進歩して、撮影時間も分単位から秒単位にまで短縮しました。

● CT検査ができるまで脳の内部構造を見るのは難しかった

　CT検査ができるまでは、脳の内部構造を見る場合には、"気脳写"という検査がありました。これは患者を座位にして腰椎に注射をし、脊髄から空気を送りこみ、それが上昇して、脳内にある脳室を造影するという方法でした。ひどい頭痛と発熱を伴うかなり危険な検査でもありました。しかし、当時脳の手術には欠かせない重要なものでもありました。

人間の大脳には、左と右に側脳室という大きな室があり、さらに脳内深部中央には第3脳室、第4脳室という小さい室があります。これは、脳脊髄液で満たされていますが、これを空気で置きかえ、それをレントゲンで撮影し、脳室のゆがみや拡大を見ようとした検査です。当時、脳の内部構造を見るにはこれが唯一の方法でもありました。今では、ほとんど使われていません。

　また当時、脳血管写というものがありました。これは、両側の頚動脈に注射針を入れ、造影剤を急速に注入し、それをレントゲンで撮影する検査です。これによって脳内血管やその走行の異常がわかり、脳のゆがみが推定されました。この検査は、かなりの痛みを伴うやや危険な検査法です。脳の血管にできた動脈瘤や動静脈奇形などを最終的に確認するには、今でもこの方法が使われています。しかし、今では多くの場合MRA検査など痛みを伴わない画像検査で置きかえられています。

● てんかん患者は一度は行わなければいけない検査

　CT検査は、MRI検査とともに脳の画像診断としてゆるぎない新しい時代を作り出しました。そして脳の先天性奇形など、従来わからなかった脳の構造面についての新しい学問の分野が誕生しました。CT検査の強みは、脳の中にできた石灰化や出血をより鮮明に映し出してくれるところにあります。したがって、脳の病気ではCT検査とMRI検査の両方が同時に行われ、相互に足りない部分を補ってくれる仕組みになっています。

　てんかん患者においてCT検査は、脳に器質的病巣がないかどうか確認する意味で、どうしても一度は行わなければならない検査法です。認知症のように病状が次第に進行する場合は、2～3年に一度は行ったほうがよいでしょう。

4　MRI検査

2008年1月号

　MRI検査は、脳の内部を細かく描写してくれるので、てんかん脳の病変を知るうえで欠かせない重要な検査法です。CT検査のようにレントゲン線を出さないので、放射線に被曝することもありません。機械は高価で設備の構造も頑丈にできており、一般のクリニックなどで備え付けるのは無理です。しかし、極めて安全で便利な検査で、大きな病院ではどこでもこの機械を設置しています。

　これにより、今までわからなかったてんかん脳の病変がかなり明らかとなりました。それに伴って、てんかん外科は急速に進歩しました。MRI検査で映し出される病巣は、手術可能な場合が少なくないのです。

● 脳の内部を細かく見られるMRI検査は本当に大丈夫か

　MRI検査の原理を簡単に言うと、強い磁場の中に体を横たえて一定の周波数の電波を照射すると、体の大部分を占める水の原子核である水素原子（プロトン）がそれに共鳴し一定方向に並びます。電波を止めると元の位置に戻ります。この戻り方は、組織によってかなり異なるのでそれを描出することで、濃淡のある画像として捉えることができます。人間の体の3分の2は水ですので、この方法は極めて都合がよいのです。体のほとんど全ての部分を描写することができるからです。

　しかし、人間の体を強い磁石の中に入れるので、"本当に大丈夫か"という問題が起きます。磁場の強さは、テスラーという数字で示されま

す。今用いられているMRI検査は、通常0.5テスラーから3テスラーまでであり、実験的には、6テスラーまでの強い磁場をもつMRIが作られています。

MRI検査は、強い磁場をもつので検査室の中に金属類を持ち込むと危険です。携帯電話や銀行カードなどは、強い磁気の影響ですぐにだめになってしまいます。金属類は、MRI検査の機械の中に吸い込まれてしまう可能性があります。昔私は、患者をMRI室に搬送する時に間違ってズボンのポケットに鍵を入れたまま入室し、MRI機械に近づくにつれそれがポケットを突き破る勢いで吸い込まれそうになったことがありました。したがって、患者の体内に金属片が残っていた場合（ペースメーカー、脳動脈クリップなど）は、MRI検査はできません。狭い穴倉のような所に入るので、閉所恐怖症の患者はパニックになるかもしれません。

● てんかん患者のMRI検査でえられる所見

てんかん患者で手術可能と診断される患者の多くは、MRI検査にて次の所見がえられています。

（1）内側側頭葉硬化：「側頭葉てんかん」では、病巣に一致してその部位の側頭葉の内側に硬化像が見られることがあります。度重なる発作により、この部の神経細胞が脱落し硬くなってしまう所見です。MRI検査をするとすぐにわかります。

（2）皮質形成異常：脳が寸分の狂いもなく完全につくられるとは限りません。かなりの例で、脳の一部につくり損ねがあることがわかってきました。それは皮質形成異常とよばれ、それが長ずるにつれてんかん焦点となることがあります。

（3）神経上皮腫瘍：良性の脳腫瘍。

5 SPECT（スペクト）検査

2008年3月号

　これまで、脳波、脳磁図、CT検査、MRI検査について話してきました。脳波、脳磁図は、脳の機能を見るものです。これに反して、CT検査、MRI検査は、脳の形態を見るもので、この機能と形態は必ずしも一致しません。形がゆがんでいても機能がしっかりしている場合もあり、形が正常でもその部位の機能が損なわれている場合も多いのです。

　SPECT検査は、脳に流れている血液の量を調べる検査で、てんかん焦点の推定には欠かすことができない重要な検査のひとつです。

● 脳は活動すると血液が集中的に増加する

　先に述べた通り、CT検査やMRI検査は、脳の形を見る検査法であり、脳の形がゆがんだり一部欠損したりしていればこれでわかります。しかし、てんかん患者では脳の形にゆがみや欠損がなくとも、その部位の機能が落ちている場合はよくあることです。形は正常ですが、働き（機能）が落ちているというのがそれです。

　脳は、活動するとその場所に血液が集中的に増加するという機能がついています。例えば、ことばを発すると言語中枢の血液が増加し、考え事をすると前頭葉のある部分の血流が増加します。ものを見ると視覚領野が、音を聞くと聴覚領野の血流が増加します。つまり、血液の流れや量を見ると、脳のどの部分が興奮しているかわかるのです。脳は、興奮するとその部位の血管が拡張し血液を流入させ、働きすぎても酸欠状態にならないよ

うな機能が付いているのです。

　SPECT検査は、ごく微量の放射性物質を含む薬（放射性薬剤）を静脈内に投与し、その放射性薬剤の分布状態などから、脳の血流（血液の流れの状態）を見る検査で、血流が豊富なところは赤く、貧弱なところは青く写ります。この放射性薬剤は、時間とともに放射能が減っていき数時間～数日でなくなってしまうので、検査時間に合わせてこの薬剤を作る必要があります。てんかん以外にも、脳梗塞や脳出血、認知症などの診断や治療効果の評価などにも用いられています。

● てんかんの外科を考える場合に重要

　一般にてんかんの場合、てんかん焦点では血流量が落ちている場合が多いです。したがって、この検査で血流量が落ちている場所があれば、そこがてんかん焦点の可能性が高くなります。

　そして発作時には、逆にこの場所の血液の流れが急速に増加するのです。これが、てんかん脳の最大の特徴なのです。すなわち、発作が起きていない時（発作間欠時）には、血流が少なくなり青白く染まりますが、いったん発作が始まると、その部位の血流が急激に増加し赤く染まります。

　しかし、ちょうど発作を起こしている時にSPECT検査をするのは容易ではありません。検査室で発作が起こるのを待ち、発作が起こった瞬間を捉えて放射性薬剤を注入しなければなりません。そのタイミングが難しいのですが、発作間欠時には血流が貧弱でSPECT像が青白く染まっていたのが、発作開始と同時に急速に血液量が多くなり赤く染まるのを確認すれば、そこがてんかん病巣（焦点）と診断がつきます。

　特にこれは、てんかんの外科を考える場合は重要な所見となります。

6 PET（ペット）検査

2008年4月号

　神経細胞が活動するエネルギー源は、酸素とブドウ糖です。神経が興奮すれば、ブドウ糖がその部位に集積します。機能が低下すれば、ブドウ糖消費量が落ちます。PET検査は、どの部位にブドウ糖が集積、あるいは低下したかを見ます。すなわち、SPECT検査、PET検査は、脳の機能、活動性を調べるもので、脳の形が正常であっても機能が落ちていればこの検査でわかります。今回は、PET検査について話します。

● PET検査の原理

　ペットといっても、犬、猫などのペットではありません。正式には、陽電子放射断層撮影装置（ポジトロン・エミッション・トポグラフィー）の頭文字です。ポジトロン（陽電子）を放出する放射性医薬品を静脈に注射し、脳内でその取り込みをみます。

　一般的に保険診療として最もよく用いられているPET用薬剤は、〈F-18フルオロデオキシブドウ糖（FDG）〉とよばれる放射能を有する糖です。これは、半減期（寿命）が約20分と短いため、PET検査装置に隣接する小型原子炉（サイクロトロン）で作り、すぐに利用しなければなりません。

　患者は、CT検査やMRI検査と同じような検査装置に入り、PET用薬剤を注射し約30分横になるだけで終わり、苦痛も伴わない検査です。

　てんかん脳の焦点部位は、通常エネルギー代謝が低下しているので青白く映し出され、興奮すると赤味がかった色になります。

● てんかん焦点のみならず広い範囲が見られる

　MRI検査で見られるてんかん焦点は、萎縮、変形した形に見えることが多いですが、PET検査では、てんかん焦点のみならずかなり広範な部位でのエネルギー代謝の低下が見られることが多いです。

　例えば、側頭葉内側部（海馬、扁桃体）にてんかん焦点があり、MRI検査では同部に萎縮が見られる場合、PET検査でエネルギー代謝を見ると、側頭葉内側面のみならず、側頭葉外側面、大脳の深部にある視床、線条体とよばれる大脳基底核、さらには反対側小脳など、遠隔部にも機能低下があるのがわかることが多いです。

　てんかん焦点は、その部位の機能脱落のみならず脳のもっと広い範囲に影響を及ぼしているようです。

　ついでながら、PET検査は、アルツハイマー病など認知障害の診断にも威力を発揮します。脳が萎縮する前に、脳の機能が低下していることがわかるからです。また、癌の診断にも役に立ちます。癌は、正常細胞の3～8倍ものブドウ糖を摂取するので、それがPET検査でわかるのです。

　ただし、必ずしも保険適応が認められているわけではないので、大変高額な検査となります。

7 NIRS（ニルス）検査

2008年5月号

　近年、NIRS検査が脚光を浴びてきています。NIRS検査は、近赤外線スペクトロスコピー（Near-infrared spectroscopy）の略です。今回は、NIRS検査について話します。

● NIRS検査の原理

　近赤外線は、体内を通りやすいという性質があるので、この光を頭皮上から脳内に投射すると、脳実質を通って近くの脳表面に出てきます。この光は、あまり遠くまでは届かず脳の浅い部分を経由して、数センチ離れた別の部位に抜け出ます。この出てきた光を、近くに置いた別のセンサーで感知するという方法です。

　この近赤外線は、血液中の酸化ヘモグロビンに敏感に吸収され、それを通して光が減衰するので、光がどの程度減衰したかをみれば、通り道にある脳の酸化ヘモグロビンの濃度が測定できます。

　脳には、血液が豊富に流れており、血液中には無数の赤血球があります。赤血球はヘモグロビンを含んでおり、ヘモグロビンは酸素を運搬します。ヘモグロビンは、肺で酸素とゆるく結合して酸化ヘモグロビンとなり、組織に運搬されそこで酸素を放出するのです。そして、自身は脱酸素ヘモグロビンに変わります。この脱酸化ヘモグロビンは再び肺に行き、酸素と結合し再び酸素の運び屋となるのです。

　したがって、ヘモグロビンが不足すると酸素が行き渡らなくなり、組織

は死滅するのです。

「一酸化炭素中毒」などの場合は、ヘモグロビンが重要な役割をします。一酸化炭素は、ヘモグロビンと硬く結合するので酸素が結合されず、その結果、組織に酸素が行き渡らなくなり組織は死亡します。酸素不足に最も敏感なのは脳であり、大きなダメージを与えるのです。

NIRS検査は、頭皮上に光を投射する投射装置とそれを感受するセンサーを対にして数箇所に置き、脳の各部分の変化を読み取ることができます。しかしNIRS検査は、脳の表面のみの測定が可能で、脳深部の測定はできません。しかも、解析部分が2～3cmの広がりを全体としてみて、それ以上の細かい部分の分析はできません。

したがって、前頭葉や側頭葉全体の変化を読み取ることができます。これは、言語機能がどちらの大脳半球にあるかなどをみる場合には、好都合です。

● てんかん発作時の焦点脳部位の決定に役立つ

てんかんについては、発作時には焦点部位で酸化ヘモグロビンが急激に増加するので、NIRS検査は、発作時の発作焦点脳部位の決定には大きな役割を持ちます。

このNIRS検査の最大の特徴は、完全に非侵襲的で、患者に痛みはまったくなく、しかも低コストで測定できることです。

CT検査、MRI検査、SPECT検査、PET検査、脳磁図などは、莫大な予算と巨大な装置が必要ですが、NIRS検査は極めて安価で、2002年4月より"光トポグラフィ検査"として、保険収載されました(670点)。今後の発展が期待されます。

8　前頭葉機能検査

2008年8月号

　検査には、さまざまな検査方式があります。心理テストでは、何をみたいか、何を測りたいか、目的によってテスト方式がまったく異なります。記憶力検査では、一般にウエクスラー式記憶検査が用いられます。記憶は、頭の良し悪しとは直接関係がありません。知能指数が低い知的障害者でも、抜群の記憶力をもっている人がいます。過去何年もの過ぎ去ったいろいろな事実を事細かく覚えていて、これからの予定表などもきっちりと頭に入っているのです。すばらしい記憶力ですが、人によってはそれがむしろ障害になっていることもあります。昔の嫌なことなども細かく覚えていて、ときに思い出してはパニックになってしまうのです。彼らは、記憶を消し去る"消しゴム"を持っていないのです。忘れるということもときには大切です。今回は、脳の前頭葉の機能を測定する検査の話をしましょう。

● 前頭葉が侵されるとどうなるか

　脳の前頭葉が侵されると、高次脳機能障害が起こります。これは、認知障害ともいわれます。周りの状況を認識する力、物事の良し悪しなどを判断する力、物事の整理整頓やその手順を考える力、問題解決に努力する集中力、注意力などが前頭葉の機能です。ここが侵されると、認知力、判断力、記憶などが、侵されます。また、気分も変わり、興味の喪失、無気力状態などのうつ病に似た症状や、性格変化が起こりえます。"頑固な人がますます頑固になった"などというのがそれです。

● 複雑な前頭葉検査

　これら前頭葉の機能を測るテストの代表的なものが、「ウィスコンシンカード・ソーティングテスト」とよばれるものです。簡単に説明すると、"隠れたルールを見い出す力と、そのルールが突然変更されたときその変更に気付く力"を測るテストです。

　例えば、出題者は被験者にトランプを3枚並べます。ハートの1、2、3、と順に並べておき、次にハートの4を出して「はい」か「いいえ」かを相手に問います。正しいと思えば、「はい」、正しくないと思えば「いいえ」と言ってもらいます。「はい」、「いいえ」が正解であれば出題者は「正解」、間違っているときは「不正解」とだけ言います。

　ここに隠されているルールは、"トランプの種類はハートであること"と"数字は1から順に増えていっていること"です。この隠れているルールを読み取らなければなりません。そして、このルールは突然変更することがあります。この変更も読み取らなければなりません。実際には、4色の三角形(1〜4個)、星型、十字型、丸などの図形カードを示し、被験者に対して、色、形、数の3分類カテゴリーのいずれかにしたがい、順次カードを示し、そこに隠れているルールを読み取ってもらいます。

　このテストはちょっと複雑ですが、前頭葉がそもそも複雑にできているので、その検査も複雑にならざるをえないようです。

社会適応能力は知能指数だけでは決まらない

　一般社会によく適応している人と、適応できていない人がいます。適応できている人は職をもち、自立し、それなりの家庭、社会生活をすることができます。てんかん患者でも、家庭、社会に適応している人と、そうでない人がいます。適応が難しい人は、何が原因で適応できないのでしょうか。

　適応が難しくなっている原因のひとつに、知的側面があります。知的に問題があれば、理解力が落ちてきます。注意力、記憶力も落ちているかもしれません。もうひとつ大きな原因になっているのは、情緒面です。いくら知能が高くても、いつもイライラして他人に当り散らしているようでは、対人関係がギクシャクして社会に適応できなくなります。

　知的側面を評価するのが、知能検査です。これは、人の理解力、記憶力、集中力、判断力、手先の器用さ、反応性の速さなどを評価するものです。しかし、これでは情緒面の評価はできません。したがって、社会適応能力の一部分しか評価していないことをはじめから頭に入れておくべきです。知能指数（ＩＱ）で全てが決まるわけではないのです。

　怒りの感情は誰にでもあり自然なもので、自己を防衛するには不可欠な重要な感情です。怒りの感情がなければ他人の言うままになって、好き嫌いも表現できず反発もできないまま、自己が壊滅するでしょう。

　怒りの感情は、あたかも痛みの感覚に似るようです。痛みがなければ、火傷しても怪我しても気付きませんし、結果的には体中傷だらけになってしまいます。しかし、いつも怒りを発散しているようでは、対人関係がうまくいきません。うまく怒りをコントロールする必要があるのです。

　つまり人は、知的な側面と情緒的な側面があり、この両者が安定してなおかつ十分に活かさなければ、社会適応は難しくなるでしょう。

13章
薬の作用と副作用

1　フェノバルビタール
2　フェニトイン
3　カルバマゼピン
4　バルプロ酸ナトリウム
5　ゾニサミド
6　エトサクシミド
7　クロナゼパム
● 薬物療法の基本

1 フェノバルビタール

商品名〈フェノバール〉〈フェノバルビタール〉
〈ワコビタール〉

2007年3月号

　フェノバルビタールは、最も古くから使われてきた抗てんかん薬です。その商品名は、〈フェノバール〉、〈フェノバルビタール〉、〈ワコビタール〉といい、これまでかれこれ100年近く使用されてきました。その後、抗てんかん薬が多数市場に出てきているので、フェノバルビタールの使用量は年々減ってきましたが、現在もまだ使用されている薬剤です。この薬の副作用はいろいろありますが、最もよくみられかつ厄介なのは、発疹と眠気と行動障害です。

● 怖い薬ではないが薬の混合での過剰投与に注意

　通常の使用量では副作用がほとんどなく、決して怖い薬ではありません。適切な量では安全で、症例によって優れた効果があります。
　この薬の副作用として、皮膚に発疹が出ることがあります。これは、アレルギー反応であり、薬が少量でも出現するのですぐにわかります。もうひとつの副作用は、眠気です。もともとこの薬は睡眠剤として用いられてきたので、量が多くなると誰でも眠気をもよおします。単なる軽い眠気だけでは特別に怖くはありませんが、怖い薬に変身するのは、特に小児、児童にみられる行動障害です。
　フェノバルビタールは、ときにプリミドンと併用されます。プリミドンは、体内に入ると一部フェノバルビタールに変わるので、〈フェノバール〉と一緒に用いると二重にフェノバルビタールを使ったことになります。

私が医者になりたてのころは、フェノバルビタール0.1ｇ、プリミドン〈マイソリン〉0.1ｇ、〈アレビアチン〉0.1ｇの混合がよく使われていました。その結果、フェノバルビタールの過剰投与になり、患者は酔っ払ったような状態になることがよくありました。あたかも酒に酔ったような状態で、傍若無人で無遠慮で聞きわけがなくなり、生活態度も乱れます。もちろんこういった精神状態は、てんかんそのものの精神症状である場合もあるので、それが一概にフェノバルビタールの副作用とは言い切れない場合も多いです。

● フェノバルビタールの過剰により昏睡状態になった症例

　フェノバルビタールの副作用の可能性が念頭になければ、さらに鎮静剤、精神安定剤などが投与され、薬が増えるだけで精神症状はますます悪化をたどることになります。このような例で、薬を整理して必要最小限まで減量したら、今までの困った子どもがすっかりいい子になったという例を多数経験しました。

　昔、以下のような症例にあいました。20歳代の女性です。「脳性小児麻痺」がありましたが、それでも比較的活発で自由に歩いていました。発作は、主に右手に限局したけいれんで、頻回でした。ときに発作は、全身けいれんに波及し全般性のけいれんが起きました。

　ある日彼女は、ぼんやりした状態になり反応が遅く、終日寝たきりとなりお尻に床ずれが起きました。発作の重積も考えられ、さらに抗てんかん薬が増量されました。その結果、彼女は昏睡状態に陥りました。フェノバルビタールが過剰であると正しく判断されるのには、数週間かかりました。フェノバルビタールを抜くことによって、昔の活発な彼女に戻りました。

　薬の副作用は、往々にして知らないでいるうちに出現するのです。

2 フェニトイン
商品名〈アレビアチン〉〈ヒダントール〉〈フェニトイン〉

2007年4月号

　今回は、フェニトインの話をしましょう。この薬の商品名は、〈アレビアチン〉、〈ヒダントール〉、〈フェニトイン〉といい、そちらの名前のほうがよく知られています。

　この薬が世に出たのは1936年で、これは偶然にも私の生まれた年でもあります。したがって、もう70年を超えたことになります。この薬も優れた抗けいれん作用を有していて、現在でも最も使われている薬剤でもあります。「部分てんかん」、「全般てんかん」のいずれのけいれん発作にもよく効力を発揮します。

● 血中濃度の上昇によるふらつきの副作用

　この薬の副作用で十分に気をつけなければならないのは、ふらつきです。お酒に酔ったような状態になり、ひどいときには歩けなくなることすらあります。

　この薬の通常の使用量は、成人では100㎎〜300㎎までですが、250㎎を超えるあたりから薬の血液中の濃度が急に上昇する傾向があるので、注意が必要です。血中濃度は、20μg/mlまでは安全ですが、20〜25μg/mlを超えると、自覚的にもふらつきが起こることが多いです。40μg/mlを超えると、歩行不可能になります。

　厄介なことに、この薬の血中濃度は体調によって変りやすいことです。風邪で寝込んだりすると肝臓で分解する能力が落ちるせいか、急激に血中

濃度が上昇することがあります。お酒と一緒に飲んだりしても、急激に中毒量になることがあります。

ふらつきに気付いたら直ちに血中濃度を調べ、フェニトインを減量しなければなりません。そうすることによって、ふらつきは改善します。したがって、別に怖い薬ではありませんが、この薬の中毒に気が付かない場合があることが怖いのです。特に、なかなか発作が止まらない「難治てんかん」の場合、発作によるふらつきなのか、薬によるふらつきなのか、見分けが付きにくい場合があり、その際は特に注意が必要です。

● フェニトインの急性中毒は緊急事態

フェニトインが怖い薬に変身するのは、そのようなふらつきが長期間続いた場合です。私の経験では、1カ月以上、上記症状が続けばフェニトインを減量しても元には戻りません。時すでに遅しです。小脳の神経細胞が永久に脱落し、小脳性失調状態になるからです。

最近次のような症例にあいました。50歳代の男性です。10歳のころから意識がくもる「複雑部分発作」が月に数回あり、フェニトインが使われていましたが、風邪をこじらせたあと立てなくなり、私のクリニックに来た時にはすでに車椅子でした。

大小便失禁もあり、家族は難渋しました。この状態がすでにもう1カ月続いていて、フェニトインの血中濃度は$40\mu g/ml$を超えていました。早急にフェニトインを減量したところ、幸いなことに元の健康な体に戻りました。危なかったです。

フェニトインの急性中毒は、厳に緊急事態なのです。

3 カルバマゼピン

商品名〈テグレトール〉〈カルバマゼピン〉〈レキシン〉

2007年5月号

　カルバマゼピン、商品名〈テグレトール〉、〈カルバマゼピン〉、〈レキシン〉は、特に「側頭葉てんかん」の特効薬です。この薬の単独で、「側頭葉てんかん」の「複雑部分発作」は完全に治まる患者も多いです。

● 最も警戒する副作用は「発疹」

　「側頭葉てんかん」は、脳の側頭葉から起こる「複雑部分発作」が特徴です。急に意識がなくなり動きが止まりぼんやりした表情になる、数分の短い発作です。ときにはそのあと倒れることもあります。この種のてんかんには、カルバマゼピンが第1選択薬です。しかし、これにも副作用があります。

　カルバマゼピンの副作用は、沢山あります。もちろん全ての人に出るわけではありませんし、一般に副作用が出る確率はかなり少ないです。眠気、ふらつき、複視は、薬の量が多くなれば誰にでも出ることがあります。

　低ナトリウム血症、白血球減少、肝機能障害は、この薬を長期間使っていなければ出ません。

　発疹は、この薬に過敏な人で特異体質な人でなければ出ません。しかし、私が最も警戒する副作用は、この発疹です。病状が急激に出現し、しかも重篤になりやすいからです。もちろん、他の抗てんかん薬でも発疹が生じますが、カルバマゼピンほど重篤にはなりません。

● 体に無数の赤い発疹が出現した症例

　次のような症例にあいました。30歳代の男性です。一瞬意識が消失し、動きが止まる1分前後の短い発作があり、その頻度は週数回ありました。脳波で特徴的な発作波が側頭部に見られました。典型的な「側頭葉てんかん」です。すでに、過去にバルプロ酸ナトリウム、フェニトインなどが使われていましたが、無効でした。

　そこで、カルバマゼピンの少量（1日量100mg）からスタートしました。薬は極めて有効で、発作はほとんど完全に消失しました。ところが、服用1カ月ほどから体に無数の赤い発疹が出現しました。近所の皮膚科を受診するも原因がわからず、私に連絡が入ったのはさらに1週間たったあとでした。すぐに本薬物を中止しましたが、その時点で発熱、肝障害が出現しました。総合病院に皮膚科の入院をお願いし、2週間後には完全に回復しました。治療が遅れると重篤になる可能性がありました。

　極めてまれではありますが、皮膚、粘膜、眼症候群（スティーブンス・ジョンソン症候群）という厄介で重篤な副作用があるので、カルバマゼピンを服用する患者は、発疹には十分な注意を払う必要があります。

4 バルプロ酸ナトリウム
商品名〈デパケン〉〈バレリン〉〈セレニカ〉〈セレブ〉

2015年12月号

　今回は、バルプロ酸ナトリウム、商品名〈デパケン〉、〈バレリン〉、〈セレニカ〉、〈セレブ〉の話をしましょう。この薬剤は、急な副作用も少ないので最も使いやすい薬です。特に「全般てんかん」には有効なので、そのタイプのてんかん患者には第1選択薬として使われます。

● 肝機能障害が起こりやすい

　「全般てんかん」とは、脳に器質的な原因がなく、脳波に見られる発作波も最初から脳全体を巻き込んで起こります。脳のある一部分から起こる「部分てんかん」とはかなり違った症状を示すので、脳波をとるとどのタイプのてんかんかある程度診断が付きます。

　この薬剤を長期に服薬していると、肝機能障害が起こりやすく、特にγ−GTPという値が上昇しやすいです。肝機能障害と並行して、血中アンモニアの上昇が起こることがあります。成人では、重症になることはあまりありませんが、小児では、同時に急性肝機能障害が起こり、意識障害をきたすことがあるので注意が必要です。

　他にも、胃腸障害によりお腹が痛くなり吐き気がすることがあり、長期間服用していると、肥満や頭髪の脱毛も起こりえます。

● 奇形の確率

　また、胎児の奇形と、生まれた子どもの発達障害もあります。

奇形にもさまざまあり、大きな奇形は、脳、脊髄（小脳症、水頭症、二分脊椎など）、心臓（心房中隔欠損など）、腸（食道・腸閉鎖）、顔（口蓋裂）など重症な場合やまた小奇形（小指症、多指症、小顎症、少耳症、耳介低位、尿道下裂、外耳道閉鎖症など）がありえます。

一般に奇形の原因もさまざまで、通常、放射線の影響、薬物の影響、感染などが考えられます。奇形のできやすい期間は、妊娠12週の終わり頃まで（特に4～7週）の器官形成時期です。

奇形の確率は、一般では4％ですが、抗てんかん薬服薬中の患者では、6％前後と高くなります。特にバルプロ酸ナトリウムでは、奇形の発生率が高く、薬の量が増えるにしたがって10％近くなります。カルバマゼピン、フェニトイン、フェノバルビタールも、奇形の確率がやや高くなりますが、バルプロ酸ナトリウムほどではありません。多剤併用は、単剤治療より奇形の確率は高く、特に、カルバマゼピンとバルプロ酸ナトリウムとの併用は奇形の確率が高いですので、妊娠可能な女性には避けなければなりません。

● 発達障害の子が生まれる確率

抗てんかん薬を服用している患者の子どもに、発達障害が多いことが研究で明らかになりました。はっきりしているのはバルプロ酸ナトリウムです。英米の共同研究では、バルプロ酸ナトリウムを服用しているてんかん患者から生まれた子どもが、6歳になった時の知能指数は、ほかの抗てんかん薬を服用している場合と比べて有意に低かったと報告しています。

1000mg以上の高容量で影響が大きく、言語性IQは、この薬剤の投与量と負の相関があったといいます。

てんかん患者は、生まれてくる子どもにも配慮が必要となります。

5 ゾニサミド
商品名〈エクセグラン〉〈エクセシド〉

2007年7月号

● 日本と欧米の違い

　ゾニサミドは、日本で開発された唯一の抗てんかん薬です。この薬剤は、1972年「大日本製薬会社」が開発した商品で、てんかんに対して幅広い有効性をもちます。日本で発売されましたが、アメリカで行われた治験の結果、副作用として尿路結石が見つかりアメリカでは承認、発売が中断したという経緯があります。

　体内の老廃物は、主に腎臓で吸収され、それが尿として尿管を通って膀胱に蓄えられ、膀胱がいっぱいになれば尿意をもよおし排尿されます。尿中では石ができやすくなっていて、尿路結石はこの経路のどこかに固い石ができることをいいます。腎臓にできた石が狭くて長い尿管を通ってくる時に、途中で引っかかり激しい痛みを生ずることがあるのです。

　本薬剤による尿路結石は、日本ではほとんど見当たりませんでしたが、しかしどういうわけか欧米では高い確率でみられたのです。アメリカ及びヨーロッパでは、505例中13例（2.6％）に尿路結石がみられましたが、日本人では1008例中2例（0.2％）でした。そしてこの2例においても、尿路結石は自然排出されたといいます。

　どうして人種によってこのような違いが出てくるのかは不明ですが、少なくとも日本においては、尿路結石という副作用はまったく心配する必要がありません。しかし、欧米で尿路結石の問題が出て、開発、承認が中断したというニュースは、日本においても衝撃的に取りあげられ、危ない薬

だという誤った考えが一時世間を騒がせました。その後尿路結石の問題は、下火になってさほど重大な副作用ではなかったことが証明されました。そして本薬剤は、小児の「重症ミオクロニーてんかん」など、全般てんかん領域にも有効性が確かめられ、応用範囲を拡大していきました。

● 厄介な副作用もあるので注意が必要

しかし、ゾニサミドにも副作用はあります。それは、主に眠気、食欲不振などの消化器症状ですが、意欲の減退、動作緩慢、不機嫌など、厄介な副作用もあります。

最近、この薬剤によると思われる幻覚妄想状態が報告されるようになりました。統合失調症のような、幻聴、被害妄想などが起こることがあるというのです。それが本薬剤によるものかどうかまだ明確ではありませんので、その因果関係は慎重でなくてはなりません。

次のような症例にあいました。40歳代の知的障害をもつ男性です。幼少時より、崩れるように倒れ意識を失う1分ほどの発作が、2〜3カ月に1回の割合であり、いろいろな薬剤を使っても発作を止めることができませんでした。薬の量や種類が多くなるにつれ動作が緩慢になり、作業所でもそれが指摘されていました。ただひとつ、ゾニサミドが若干有効でした。しかし、これを使うと機嫌が悪くなり怒りっぽくなるのです。ほとんどの薬が効かないので、いっそのこと薬をやめてみたらどうかと思い、いったん薬を全部やめてみました。その結果、特に発作が悪化したわけではありませんでしたが、作業所の職員から苦情がきました。「てんかんであるのに何で薬を飲ませないのか」という苦情です。

少量のゾニサミドに精神安定剤を加えて経過を見ていますが、今のところこれが一番いいようです。

6 エトサクシミド
商品名〈エピレオプチマル〉〈ザロンチン〉

2007年8月号

　今まで、抗てんかん薬の副作用について話してきました。それらの薬剤は大変有効なので、単独で使用しても発作を抑えるのに十分な力をもちます。したがって、現在第1選択薬として多くの患者に使われています。しかし、よく効く薬ほど副作用も厳しいものがある場合が多いです。逆に副作用がないという薬は、あまり信用しないほうがいいです。なぜなら、効果も少ないからです。副作用を十分に知ったうえで、有効な薬を適正に使用することが大切です。

　今回は、エトサクシミドという薬について話します。商品名は、〈ザロンチン〉、あるいは〈エピレオプチマル〉の名前で市販されています。

● 「欠神発作」に特異的に有効

　「欠神発作」に特異的に有効な薬です。「欠神発作」に有効ですが、「強直発作」や「ミオクロニー発作」にも有効な場合があります。しかし、「強直間代発作」や「複雑部分発作」には無効です。

　「欠神発作」に有効なバルプロ酸ナトリウムは、「強直間代発作」や「複雑部分発作」にも有効ですので、これが登場してからは、エトサクシミドの使用頻度は大きく落ちました。それまでは、「欠神発作」に特異的に有効な抗てんかん薬の主役のひとつでしたが、最近は主役の場を失いついに製造中止になりかけました。

　今でも生き残っていますが、"売れなければ製造を中止"するといった、

製薬会社の経営上の問題のみで製造中止を決められては困ります。私は、今でも「欠神発作」をもつ「難治てんかん」の数例にこの薬剤を使っているので、完全に製造中止にされると困るのです。

● しゃっくりが止まらなくなった症例

エトサクシミドの主な副作用は、胃腸障害です。食欲不振、悪心、嘔吐、胃部不快感などは多く、しゃっくりが止まらないという症例にあったことがあります。

その症例では、しゃっくりが3日も止まらずついに吐血したので、発作には有効でしたがやむをえず中止せざるをえませんでした。「しゃっくりも連日続くと胃が痛んで、容易に出血する」という消化器内科医のコメントをえました。「強いストレスは、数時間以内でも胃がただれ出血を起こす可能性がある」ことも学びました。

副作用のひとつに、白血球減少と再生不良性貧血があります。造血組織が障害をこうむることがあるので、注意が必要です。私は、少なくとも3〜4カ月ごとに採血して、貧血や白血球の減少がないことを確認することにしていますが、再生不良性貧血には、まだ出会ったことがありません。

そのほかまれな例では、全身性エリテマトーデスといわれる疾患があります。発熱、皮膚発疹、腎障害などをきたす重篤な疾患が報告されています。私は、このような疾患にはあったことがありません。白血球減少は時々あいますが、いずれも重篤ではありませんでした。

抗てんかん薬の副作用は、ときには辛いものがありますが、主治医と十分な意思疎通を図って、乗り越えていくことが大切です。

7 クロナゼパム
商品名〈リボトリール〉〈ランドセン〉

2007年9月号

　不安や緊張を取り除く役目をもつ軽い精神安定剤があります。抗不安薬といい、ほとんどがベンゾジアゼピン系の薬剤です。不安を取り除いてくれるので、神経質な人の多くがこれを服用しました。しかし、これらの薬には依存性があるのです。不安が取れてほんわかといい気分になるので、常用してこの薬が手放せなくなる人が出てきました。薬が切れると眠れなくなったりイライラしたりするので、薬を手に入れようとしてインターネットの闇市場などに出回るようになりました。当局はこれを警戒して、現在では30日以上の長期投与は認められていません。

● 使い方が難しい

　この種の薬から派生した抗てんかん薬に、クロナゼパムがあります。これはさほど依存性はなく、不安や緊張を取り除く作用も少ないです。そして、発作のタイプによっては優れた発作抑制効果があるので、抗てんかん薬として90日以上の長期投与も認められています。
　クロナゼパムは、「ミオクロニー発作」や「失立発作」、「強直発作」などの「点頭てんかん」、「ウエスト症候群」、「レノックス・ガストー症候群」のような、「小児難治てんかん」に効果を示す薬剤です。「複雑部分発作」などの「側頭葉てんかん」などにも有効です。副作用の代表的なものは、眠気、ふらつき、無気力、不機嫌、興奮などです。
　しかし、この薬は使い方がちょっと難しいのです。第1に、慣れの現象

が生じることが多いです。最初は発作抑制に効果がありますが、2カ月もすると慣れてくるのか投与前の状態に戻ることがあります。

　第2に、まれではありますが発作がむしろ増える場合があります。発作が強くなって「強直間代発作」が出たり、あるいは睡眠時に小さい「強直発作」が連続して出現することもあります。この発作は、眠っている時に急に目が開き呼吸が荒くなり肩をいからす数秒の発作なので、「微少発作」と名付けられています。これは、薬が誘発した発作なので、むしろ薬が発作を悪くしたともいえます。

　第3に、この薬を減量すると急に発作が増えることがあります。したがって、いったん使い始めたら途中で減量するのが難しくなる場合があるのです。「離脱発作」といわれるもので、特に急激に減量すると危ないです。減量する場合は、極めて少量ずつ行わなければなりません。

● 薬を減らすことも増やすこともできなくなった症例

　次のような症例にあいました。30歳代の男性です。「レノックス・ガストー症候群」で、「強直発作」、「脱力発作」が、特に睡眠時に限って週数回の頻度で起こる比較的難治なてんかん患者です。しかし、日中は発作がなく知的障害は軽いので、一般就労も可能でした。本患者にクロナゼパムを使い、少量から増量しましたが、夜間の発作はむしろ悪化しました。それで本剤を減量したところ、夜間の「強直発作」がさらに増え、連続して起こるようになりました。眠りに入ると数分間隔で発作が連続して一晩中続くのです。発作の度に目が覚めるので、眠ることもできなくなりました。薬を減らすことも増やすこともできない、最悪な状態になりました。

　夜間の発作重積にもめげず減量中止したところ、発作は減少し元の元気な彼に戻りました。この薬の使い方には、注意が必要です。

薬物療法の基本－押してだめなら引いてみろ

　自発言語はありませんが、簡単なことばや状況は理解できる比較的重度の知的障害がある男性の話です。彼は、ふだん大変おとなしい人でしたが、ある日突然不穏となりました。夜間眠らず歩き回ったり、部屋中の電気をつけたり消したり、めちゃくちゃに騒ぎ、叫び、食欲もなく痩せてきました。それまで日中は実習所に行っていましたが、そこにもまったく行かなくなりました。何か内科的疾患があるのではないかと、内科、泌尿器科などで精査しましたが外痔妻が見つかっただけでした。

　少なくとも夜間は眠って欲しいという両親の希望に沿って、睡眠剤などが増えましたが、効果はありませんでした。強力精神安定剤も最大限度まで使用しました。しかし、それでもまったく効果はなく、家族は途方にくれました。緊急一時入院も考えましたが、どの精神病院も重度の知的障害者を受け入れてくれるところはありませんでした。

　ついでながら話をすると、精神科の病院というところは、知的障害者にとって多くは苦痛です。いろいろな人が入院しているので、周りと協調するのは大変です。そのため、逆に精神症状が悪くなり、それを抑えるために更なる精神安定剤が増えるという結果にもなりうるのです。

　この症例では、さらに薬を極量を超えて増やし、だめなら緊急入院もやむをえないと考えました。しかし、その前に薬を整理してあまり効果がなかった薬を減量しようと思い、結局すべての眠剤、抗精神病薬をいったん中止しました。そしたら驚くことが起きたのです。それまでの不穏、不眠は嘘のように消失し、おとなしい元の彼に戻りました。薬がかえって彼の症状を悪化させていたのです。

　薬が効かなかったなら、思い切って減量中止してみるのも一方法であると思いました。この症例を通して、「押してだめなら引いてみろ」という薬物療法の基本を教わりました。

14章 新 薬

1　ガバペンチン
2　トピラマート
3　ラモトリギン
4　レベチラセタム
● 治験中でもわからなかった効果・副作用

1 ガバペンチン
商品名〈ガバペン〉

2010年4月号

　2009年から1年の間に、新しい抗てんかん薬が立て続けに4種類発売されました。ガバペンチン、トピラマート、ラモトリギン、レベチラセタムです。ここ10年間待ちに待った新薬の誕生です。この間、欧米ではすでに多くの新しい抗てんかん薬が開発されており、日本は大きく遅れをとっていましたが、ようやく日本でも上記の新薬が使えるようになりました。ガバペンチンは、世界91カ国でてんかん治療に使用されており、10年以上もの臨床実績をもつ薬剤ですが、どうして日本でこんなに承認が遅れたのか不思議です。

● 改善率が80％に上がった症例

　ガバペンチンは、「部分てんかん」に有効な場合が少なくありません。副作用として眠気などが起こる場合がありますが、副作用は、一般に軽微で使いやすい薬です。ここに、極めて有効だった症例をあげましょう。
　患者は、30歳の女性です。4歳の時に顔と眼を左側に向け、左半身から始まり全身を巻き込むけいれん発作が出現しました。発作のあとに一時的な左片麻痺を残すことがしばしば見られました。このような発作は、年に2～3回程度でしたが、20歳過ぎごろから頻度が増え、左手左顔だけの軽い発作がほとんど毎日出現するようになりました。ときに、けいれんは左手と顔から左足に波及し、意識を失って倒れることも少なくありませんでした。発作の状態と脳波像、CT検査の所見から、「局在関連性てんか

ん」で、焦点は右頭頂葉にあると判断されました。従来の抗てんかん薬では改善されず、発作は難治な経過をたどりました。

そこでこの患者に、バルプロ酸ナトリウムにガバペンチンを併用したところ、発作が著しく減少しました。投与前には、1カ月に21回あった発作が、〈ガバペン〉投与後には、月2回に減少し改善率は80％に上がりました。

● 薬物相互作用を起こさないので使いやすい

現在販売されている抗てんかん薬は、2剤以上併用すると互いに他の血中濃度に影響を及ぼし、使い方が難しい点がありましたが、ガバペンチンは、フェニトイン、カルバマゼピン、バルプロ酸ナトリウム、フェノバルビタールといったほかの抗てんかん薬との薬物相互作用を起こさないので、使いやすいです。

● 上手に使えば感情コントロールができるかもしれない

一方、この薬が一般に広く使われるようになると、今まで気付かなかった効果や副作用が目に付くようになりました。それは、この薬剤が症例によっては情緒や感情に影響を及ぼし、抑うつ気分になったり、逆にうつ状態が改善したりすることがあるという点です。これは、同じ新薬であるトピラマート〈トピナ〉にも共通に見られる所見で、上手に使えば感情をコントロールできるかもしれない薬剤です。

従来の抗てんかん薬のバルプロ酸ナトリウムやカルバマゼピンは、気分を落ち着かせ精神を安定させる作用がある薬剤でもあるので、気分変調症やうつ病にも使われてきています。ガバペンチンもまた、そのような作用が期待できるかもしれません。

2 トピラマート
商品名〈トピナ〉

2010年5月号

　トピラマート、商品名〈トピナ〉は、ほかの抗てんかん薬で十分な効果が認められないてんかん患者の「部分発作」（二次性全般化発作を含む）に対する、抗てんかん薬との併用療法の効能、効果で承認されました。期待通り十分な効果をみせていますが、感情に影響を及ぼす可能性がある薬でもあります。気分を安定させることもありますし、逆にうつ状態を引き出すこともあります。現在は、他の抗てんかん薬で十分な効果が認められない「部分発作」（「二次性全般化発作」を含む）に対する併用療法として認められています。

● 完全に消失した症例

　40歳代の男性です。20歳のころから夜の睡眠時にけいれん発作が起こるようになりました。自分では気が付きませんが、発作があると翌朝頭痛があり、口内を噛んでいるので発作があったのがわかります。また、日中でも突然意識が途絶え、その場にそぐわない行動をとる「複雑部分発作」もありました。カルバマゼピン、フェニトイン、ゾニサミドで発作が止まらず、その頻度は月数回に及びました。脳波では、両側の側頭部にてんかん性発作波を認め、「側頭葉てんかん」と判断されました。
　トピラマートを100mgから始め200mgと増量したところ、月2～3回あった発作は完全に消失しました。特に副作用もありません。トピラマートが著効を呈した症例です。

● 精神症状が良くなった症例と悪くなった症例

　40歳代の女性です。3歳の時、不明の脳症でけいれん発作が5時間続き、その後右半身の麻痺と軽度の知的障害を残しました。10歳のころより急に倒れ体が硬直する発作が月数回、倒れませんが短時間意識を失う発作も週に数回みられるようになりました。困るのは、イラつきが多く暴力をふるうことです。「私はどうせバカだから」、「発作が治ると言われたのにまだ治らない」、「信じたのがバカだった」などと言って大声で荒れるのです。脳波で右側頭部に発作波を認め、「側頭葉てんかん」と判断しました。

　フェニトイン、カルバマゼピン、バルプロ酸ナトリウム、クロバザムなどの抗てんかん薬で改善しませんでした。ところが、トピラマートを400mg使用したところ、発作も半減し精神症状も著しく改善しました。イラつかなくなり頑固さが消えました。

　また、うつ症状が出現した症例です。40歳代の女性です。小学校低学年から、"お腹から何かこみ上げてきて気持ち悪くなり、話ができなくなる発作"が出現するようになり、さらに、"景色が異様に感じ方向感覚がなくなり話も理解できなくなり、意識を失う発作"になります。しかし、倒れることはありません。頻度は毎週数回に及び、難治に経過しました。脳波では、右側頭部に発作波があり「側頭葉てんかん」と診断されました。

　トピラマートを50mgから始め100mgと増量したところ、発作はやや減少しましたが、うつ状態となりました。「元気が出ない」、「何も楽しみがなくなった」、「生きていてもしょうがない」と言って泣くことが多くなりました。トピラマートを中止したら再び元気な姿になりました。しかし、発作は改善しませんでした。

　トピラマートを使用するときは、その精神症状にも配慮を必要とします。

3 ラモトリギン
商品名〈ラミクタール〉

2010年6月号

　ラモトリギン、商品名〈ラミクタール〉は、2009年に日本でようやく発売された新規抗てんかん薬で、「部分てんかん」及び「全般てんかん」において高く評価されていて、難治性の「レノックス・ガストー症候群」にも有効です。催奇形性(さいきけいせい)のリスクも少なく、大変ありがたい薬剤です。

● 今までの薬とは逆に活発になり高揚気味になる

　しかし、副作用にも厳しいものがあります。中でも怖いのは、急激に出現する発疹です。速やかに全身に広がり、発熱、肝障害などを伴い重篤になりやすいです。これが出れば直ちに中止しなければなりません。

　また、この薬は行動を活発化することがあります。これまでの抗てんかん薬は、量が多くなると行動が鈍く、動作、思考も緩慢になりやすいですが、この薬剤は逆です。活発になり、気分が高揚気味になることがあります。歓迎すべき点かもしれませんが、度が過ぎると困ることもあります。

● 発作が減少しふらつきも改善した症例

　15歳の女性です。生来知的障害がありました。2歳のころより次のような発作が頻回に出現するようになりました。急に力が抜けて前方にゆっくり傾く発作。さらに、前方に倒れ硬直する強い発作が、毎日10回以上みられるようになりました。ときにこの発作が、間断なく連続して1～2時間も続くこともありました。脳波は、全般性の2～2.5Hzの棘徐波複合(きょくじょは)

が頻回に見られ、典型的な「レノックス・ガストー症候群」と診断されました。このタイプの発作は最も難治で、バルプロ酸ナトリウム、ゾニサミド、フェノバルビタール、カルバマゼピン、クロバザム、クロナゼパム、ガバペンチンなどを使用しましたが、全て無効でした。

　これに、ラモトリギンを少量より始め、100mgまで増やしたところ、発作が激減しました。従来1日に何十回とあった発作が、2～3回と減少しました。意識が途絶えることが少なくなったせいか、動きが活発でスムーズになり、食事中箸を落とすことが多かったのですが、それもなくなりました。ふらつきも改善し、しっかりと歩けるようになりました。

● 発作が半分に減少し意欲もみられるようになった症例

　30歳代の男性です。生来知的障害があり、1歳のころより「点頭てんかん」が発症し、その後「レノックス・ガストー症候群」となりました。急に膝の力が抜け腰砕けとなる「脱力発作」と、両手を挙上させ体を硬くして倒れる「強直発作」が、毎日頻回に出現しました。最も難治なてんかん症候群です。てんかん専門病院に入院治療をくり返しましたが、改善しませんでした。

　ラモトリギンを150mg使用したところ、発作が半分に減少し、かつ発作そのものが弱くなりました。大きな変化がみられたのは、行動面にありました。元気になり反応が良くなりました。ゲラゲラ声を出して笑い、表情が豊かになりました。今までは、体が重くボーっとして反応が遅かったのですが、今は手を差し伸べると自分から立ち上がろうとするなど、意欲がみられるようになりました。

　このラモトリギンは、精神面でも従来の抗てんかん薬にはない好ましい作用があり、てんかん患者の福音になるだろうと思われます。

4 レベチラセタム
商品名〈イーケプラ〉

2015年10月号

　レベチラセタム、商品名〈イーケプラ〉が日本で発売されたのは、2010年7月です。最初は、手探り状態で恐る恐る使っていましたが、今では使用経験もえられたので、良い点、悪い点もかなりわかってきました。その効果も優れているので、「部分てんかん」の第1選択薬になりつつあります。しかし私の経験では、「側頭葉てんかん」については、従来のカルバマゼピンにとって代わるまでには至っていないと感じています。

● 情動・感情に影響を及ぼすことも

　レベチラセタムは、症例によっては極めて有効な抗てんかん薬ですが、副作用も多いです。最も多い副作用は、眠気です。これは、少量でも起こりうるので、「とても飲めない」と拒否する患者もいます。また、情動、感情にも影響を及ぼすことがあるので注意が必要です。

● 発作が完全に消失した症例

　49歳の男性の症例です。4歳の時にひきつけがひどく起きたそうですが、その後発作はありません。大学を卒業し、36歳の時けいれん発作で倒れました。それ以来、大発作が年に数回あり、難治に経過しています。私のクリニックに通院後、最初の1年で4回倒れ、あごの骨を折りました。その後、年1回の発作が続いていました。バルプロ酸ナトリウム、カルバマゼピン、ラモトリギン、ガバペンチンは無効でした。

51歳の時、レベチラセタムを始め、1000㎎で発作が1回ありましたが、その後2000㎎でここ４年間発作は完全に消失しました。

● 「うつ病」が起こった症例

　53歳の女性の症例です。16歳の時に全身けいれんが始まり、その後、年に１回程度のけいれん発作が続きました。前兆として、不安感、恐怖感、ことばが出なくなる症状も、月数回の頻度でみられました。

　54歳の時、レベチラセタムを250㎎より始め、1500㎎まで増量したところで、うつ症状が現れました。気分が暗く元気がなくなり、考えが後ろ向きになりました。「何もやる気がなくなった」、「家事をやるのもおっくう」、自分でもおかしいと気付き始めました。薬のせいではないかと疑い、１錠減らしたらかなり良くなったと言います。結局、発作不変であったのでこの薬剤を減量中止したところ、うつ症状は消失しました。

　「この薬でうつ的になった。気持ちがアップアップし、イライラした。薬を増量したら症状が悪くなり、発作的に死にたくなったこともあったが、中止したら元に戻った。もうこの薬は飲みたくない」と言います。

　「医薬品医療機器総合機構」は、重大な副作用として、攻撃性、自殺企図、易刺激性、錯乱、焦燥、興奮などをあげていますが、このような症例は極めて少なく、かつ発作抑制に大きな力を発揮するので良い薬剤です。しかし、うつ症状には注意しなければなりません。

新薬の治験中でもわからなかった効果・副作用

　日本において、2009年に4種類の新しい抗てんかん薬が認可されました。すでに10数年前から欧米では承認、販売されていたものです。日本で承認が遅れた理由は、「日本人にも外国人と同様に有効であるか」を確認するため、治験をやり直さなければならなかったからです。これには、膨大な費用と時間が必要でした。いずれにせよ、待ちに待った新しい抗てんかん薬が出たことは大変喜ばしいことであり、これを受けて、「日本てんかん学会」はガイドラインも発表しました。【新規抗てんかん薬を用いたてんかんの薬物治療ガイドライン】です。

　私は、多くの新薬の開発に初期から関与してきましたが、今実際に使用してみると、治験ではわからなかった新薬の新しい側面がみえてきます。それは、気分（感情、情緒）に及ぼす作用です。気分を盛り上げて元気にする作用がある一方、逆に落ち込み、うつ気味にする作用もあり、両刃の剣と言えます。この薬を飲むと、「落ち込むからいやだ」という患者がいる一方、発作もなくなり、頭もすっきりして配慮もでき、見違えるように良くなった患者もいます。
　このような作用は、従来の抗てんかん薬では見られなかった一面で、これで恩恵を被る患者は多いですが、今後はこのような精神面にも、注意を向けて観察する必要があります。

15章
十分な注意が必要な薬

1　抗うつ剤
2　強力抗精神病薬
3　カルバマゼピン−低ナトリウム血症
4　バルプロ酸ナトリウム−高アンモニア血症
● 脱法ハーブは危ない

1 抗うつ剤

2007年1月号

　これまで、てんかんの発作の原因について、遺伝、先天性脳形成異常、脳血管障害、脳外傷、脳腫瘍、脳炎などが原因となる場合があることを話してきました。ここで、抗精神病薬が、発作を誘発する場合があることについて話します。

● 薬が引き金と思われる患者が増えた

　最近、うつ病やパニック障害などの精神科の患者が増えてきました。そしてそれと同時に、精神科関連の薬もいろいろ開発されてきています。これらの薬を飲んでいる人で、まれではありますがてんかん発作を起こす人がみられます。

　抗うつ薬も、第2世代から第3世代と新しいものが続々と開発されています。古いのは、イミプラミン〈トフラニール〉、クロミプラミン〈アナフラニール〉、アミトリプチリン〈トリプタノール〉、アモキサピン〈アモキサン〉などが代表的なもので、新しい薬は、パロキセチン〈パキシル〉、フルボキサミン〈デプロメール〉〈ルボックス〉、ミルナシプラン〈トレドミン〉などが代表的な薬です。本来ならどれか1種類、多くとも2種類で治療すべきですが、病状が改善しないせいでしょうか、多数の薬剤が同時に併用され、さらに抗不安薬（トランキライザー）や睡眠薬、時には抗精神病薬なども服用している患者を見ます。

　症状が重いとどうしても薬が多くなりがちですが、一方副作用も厳しい

ものがあります。眠気、めまい、肝障害、貧血などが主な症状ですが、てんかん発作もまた、その副作用のひとつに加えられています。ここ2〜3年で、薬が引き金になっているのではないかと思われるてんかん患者が、10例近く来院しました。

● 使用には十分な注意が必要

　最近経験した症例です。老年期うつ病の男性です。複数の医療機関に断続的に通院し、4年間服薬治療をしました。症状はいったん改善したので服薬を中断したところ、再び抑うつ症状が悪化したのでパロキセチンが投与され、10mgから20mgに増量されました。その後まもなく意識がぼんやりし話もできなくなり、それが数日間続くということをくり返すようになりました。意識障害時には、手足の動きが鈍く震えもみられました。

　脳波を検査したところ、前頭部を中心に全般性のてんかん発作波（2-3Hz棘徐波複合）がほとんど持続的に認められ、非けいれん性てんかん重積状態（NCES）と診断されました。ジアゼパム、バルプロ酸ナトリウムの投与を開始し、発作は一時的に消退しましたが、その後再び重積状態となりました。パロキセチンを中止して抗てんかん薬フェニトインを追加したところ、発作は消失しました。その後、抗てんかん薬をも漸減中止しましたが、発作の再発はなく、脳波上も発作波の出現を認めませんでした。

　本症例は、パロキセチン投与後にはじめて出現した発作性混迷状態であり、この薬物によるてんかん発作であろうと考えられました。この例は、高齢者でもあり薬剤耐性が低いことも、誘発因子と思われます。

　最近新しい抗うつ薬が続々と発売されていますが、その使用には十分な注意が必要です。

2　強力抗精神病薬

2007年2月号

　前回は、抗うつ薬が危ないという話をしました。抗うつ薬でてんかん発作が誘発されるケースが最近増えてきたからです。本当のうつ病患者なら抗うつ薬の使用はやむをえませんし、それで病気はよくなりますが、単に神経症と思われる患者に抗うつ薬のみならず、睡眠剤、多数の抗不安薬などが同時に多量処方されており、言ってみれば薬が乱用されているケースが目立ちます。

　その中には、てんかん発作を起こす人もまれに出てくるのです。抗うつ薬の注意書きにも、重大な副作用として、【けいれん発作がありうる】との記載がありますが、あまり重大視されていないようです。今回は、強力抗精神病薬の話をしましょう。

● 安定したらできるだけ早い段階での減量を

　精神症状が厳しくなると、どうしても薬の量が多くなります。症状が激しいときはやむをえず抗精神病薬の量や種類も多くなります。私は必要であれば、大胆に大量の強力抗精神病薬を一時的に使うことにしています。軽い安定剤を使うより即効性があるからです。

　しかし、同時に副作用も厳しいものがありうることを、十分に知らなければなりません。副作用が強烈で、ぐったりとして死んだような毎日を送るようになることもあります。興奮期にはそれでもやむをえませんが、症状が安定すれば、できるだけ早い段階で薬の減量に取りかかることが大切

です。

　安定したからといって、薬を減らしたら病状が悪化し失敗に終わることもあります。しかし、症状も悪化せずに無事薬を減らして元気になった患者も多いのです。

● けいれん発作を起こす抗精神病薬は多い

　抗精神病薬でてんかん発作が起きた例を紹介しましょう。激烈な症状をもつ、躁うつ病の女性の患者です。発病は17歳ごろで、躁状態とうつ状態が2〜3日で目まぐるしく変わる難治な精神疾患です。そのため、過去10年以上精神病院に長期入院となりました。入院中も病状が改善せず、やむなく施錠した保護室に長期間隔離せざるをえませんでした。

　躁状態になると1日中寝ないでしゃべりまくり、ドアを蹴ったり、乱暴するなどめちゃくちゃな行動があり、やむなく強力精神安定剤であるレボメプロマジン〈ヒルナミン〉を400mgまで増量しました。これは、極量の倍ぐらいの量です。通常はその量で落ち着くのが普通ですが、本患者はそれでもまったく落ち着かず、1週間後には全身のけいれん発作が3回立て続けに起きたのです。直ちにレボメプロマジンを減量中止しました。数年後再び同じ状況になり、レボメプロマジンを400mgまで使用したところ、再び全身のけいれん発作が起きました。

　この症例は、精神症状が激しいのでかなりの量の薬が必要でしたが、それだからこそ、副作用には十分に注意が必要であったケースです。

　このように、けいれん発作を起こしうる抗精神病薬は多いです。通常の使用量ではあまり発作は起こりませんが、極量を超える大量の強力精神安定剤は、発作の起こる確率は高くなるので注意が必要になります。

3 カルバマゼピン － 低ナトリウム血症
〈テグレトール〉〈レキシン〉

2014年1月号

● 水を飲みすぎると水中毒になる

　水中毒ということばは、あまり知られていません。本当に水で中毒が起こるのか、アルコール中毒であれば知っていますが、水中毒なんてことばは聞いたことがない、という人も多いと思います。しかし、水を飲みすぎると急性水中毒になる可能性があり、ときには重症となり死の危険性もあるのです。水中毒の正体は、血中のナトリウムの低下です。正常値は136-147mEq/Lですが、125mEq/L以下となれば、低ナトリウム性脳症が生じます。120mEq/L以下では、頭痛、嘔吐、意識障害、精神症状、110mEq/L以下では性格変化やけいれん、昏睡、さらに100mEq/L以下では神経の伝達が阻害され呼吸困難などで死亡します。

● 甲状腺機能低下症・多飲水による水中毒の症例

　症例1：60歳代後半の男性です。24歳に初発した「側頭葉てんかん」で、「全身けいれん」から始まり、その後「複雑部分発作」（意識減損・自動症）が月数回起こり、難治に経過していきました。MRI検査で下垂体腫瘍が見つかり、併せて甲状腺機能低下症が判明しました。ある日、意識障害もうろう状態が起き、数時間回復しなかったので、救急病院に入院しました。その結果、低ナトリウム血症（125mEq/L）が発見されました。意識障害はこのせいだったのです。

　症例2：70歳代の男性です。中等度の知的障害があり、長期にわたり

施設に入所中の患者です。IQ40〜45で会話可能ですが、陽気と陰気が交代し、作り話、空想好きで、不安、呼吸困難（過呼吸）、ときに暴力などがあります。

多飲水もありました。水分摂取を制限しましたが、隠れて水を飲み、ひどいときはトイレの水を飲むこともありました。ある時トイレの中でもうろう状態となり、発汗多量で発見されました。意識障害が回復しないので、救急車で近所の病院に14日間入院し、低ナトリウム血症（123mEq/L）が見つかりました。ナトリウムが補正されて意識障害は回復しました。

● カルバマゼピンの副作用による低ナトリウム血症の症例

30歳代の男性です。13歳から「側頭葉てんかん」で、意識減損発作があります。現在も月1回程度の発作があり、難治てんかんです。IQは全検査79で、軽度の知的障害があります。数字に興味があり、過去のある日が何曜日かすぐにわかります。対人関係は苦手です。この患者は、年に1回ぐらい長時間のもうろう状態、尿失禁を伴っていました。原因は、低ナトリウム血症でした。ナトリウム値は125-130mEq/L前後で、さらに白血球減少症（2400）がありました。

さらに原因は、抗てんかん薬のカルバマゼピンが誘因した低ナトリウム血症でした。カルバマゼピンは、部分てんかんの第1選択薬で効果は抜群ですが、低ナトリウム血症や白血球減少の副作用があり、注意が必要です。

4 バルプロ酸ナトリウム－高アンモニア血症
〈デパケン〉〈バレリン〉〈セレニカ〉〈エピレナート〉

2014年2月号

● 血中濃度が上がる

　現在、最も広く使われている抗てんかん薬にバルプロ酸ナトリウムがあります。商品名は〈デパケン〉、〈バレリン〉、〈セレニカ〉、〈エピレナート〉などです。この薬の副作用として、傾眠やふらつきなどの精神神経症状及び、悪心、嘔吐などの消化器症状が多く、食前に服用すると消化器症状が強く現れやすいので、必ず何か食べてからの服用が必要です。これらの副作用は、小児では約25％に上るといいます。バルプロ酸ナトリウムの血中濃度が100mg/ml以上になると、これらの症状が現れやすいです。

　中でも危険な副作用は、肝障害と意識障害を伴う高アンモニア血症です。血中アンモニア値が200μg/dLを超えると、脳浮腫、こん睡なども起こりえます。これは、小児の場合問題となりますが成人では少なく、私は一度もみたことがありません。

● 血中アンモニア値が高くなる疾患

　てんかん以外にも、血中のアンモニア値が高くなる疾患があります。よく知られているのは、急性あるいは慢性肝機能障害で、肝硬変、肝癌、肝炎が進行した際にみられます。その症状は、軽い場合は夜間不眠、周囲への無関心などですが、さらに進行すると見当識障害、意識障害などが起きます。今日が何日か、今自分がどこにいて何をしているのかわからなくなり、同時に羽ばたき振戦という不随運動が現れることがあります。腕を伸

ばし、手をひろげたときに鳥が羽ばたくような上下に激しく揺れる不随運動が出ます。これは、極めて特徴的な所見で、一見てんかん発作に似ていますが、黄疸などの肝機能障害があれば間違うことはありません。さらに、脳波に特徴的な所見が出るので、これが見つかれば診断はほぼ確定します。これは3相波とよばれる所見で、てんかん発作波である鋭波が規則的律動的に出現します。

● 高アンモニア血症の4症例

症例1：50歳代後半の男性です。長い間、C型肝炎にかかっていましたが、肝硬変となり、けいれん発作も起こすようになりました。ある日朝方から意識がもうろうとなり、会話もまとまらなくなりました。脳波に極めて特徴的な3相波が出たので、診断がほぼ確定しました。

症例2：60歳男性です。肝硬変からさらに肝癌に移行し、血中アンモニアが214μg/dLと上昇し、意識障害、見当識障害、異常行動が出ました。脳波で3相波が出たので、診断が確定しました。

症例3：50歳男性です。風邪症状、発熱に引き続いて急激にB型劇症肝炎となり、数日間でこん睡状態となりました。大量の血液交換により一命はとりとめました。脳波で特徴的な3相波がみられました。

症例4：80歳男性です。C型肝炎から肝硬変、さらに肝癌と進行し、著しい抗アンモニア血症がみられました。特徴的な口臭（アンモニア臭）、羽ばたき振戦があり、脳波で3相波がみられたので診断が確定されました。

高アンモニア血症の原因はさまざまですが、いずれも肝機能障害と深い関連があります。バルプロ酸ナトリウムの副作用もそのひとつです。

脱法ハーブは危ない

　薬物・中毒性疾患は、ときにてんかん発作を起こすことがあるので、はじめて発作を起こした場合には、これらの疾患を鑑別しなければなりません。これらの代謝性、中毒性疾患によるてんかん発作は、元にある病気が治れば発作が再発することはほとんどないので、通常抗てんかん薬は必要ありません。しかし、元にある病気が治らなくて発作をくり返す場合もあり、その際には抗てんかん薬も必要になってきます。

　脱法ハーブ中毒の例をお話します。30歳代の男性が、ある朝起きてまもなく「うー」と叫び、四肢を激しく動かし両膝立ちで大声をあげ、不穏な行動をとりました。約30分続きました。救急車で病院に行き、注射にて意識を取り戻しますが、ぼんやりした状態は約2時間続きました。その後、同じ発作症状が1週間以内に計3回出現したので、てんかんを疑われ当院を紹介されました。

　症状から、通常のてんかん発作と異なるので、背景に何か別の病気が隠されているのではないかと疑問をもちました。通常のてんかん発作と異なる点は、1週間に3回と初発てんかんとしては多すぎる点。また、意識障害、もうろう状態が2時間以上と長すぎる点です。

　よく状況を聞いてみると、脱法ハーブの喫煙を年に1回ぐらいやっていたと言います。発作の前日もハーブを吸い、発作の翌日も1回吸ったと言います。したがって、その後、急性錯乱状態となったものと考えられました。

　脱法ハーブの症状は、頻脈、興奮、易刺激性、悪心嘔吐、幻覚妄想などがあり、重篤な場合はけいれん、意識障害、呼吸困難などの症状を引き起こします。厚生労働省は、薬事法の取り締まり対象とする「指定薬物」制度をスタートさせていますが、主成分(合成カンナビノイド)の化学式を一部だけ変えた「新製品」が後を絶たず、規制とのいたちごっこが続いています。脱法ハーブは危ないです。

第 **4** 部

発作の裏にある脳の病気

- 16章 「ミオクローヌスてんかん」
- 17章 脳に影響を与えるさまざまな要因

16章
「ミオクローヌスてんかん」

---

1 「DRPLA」－「進行性ミオクローヌスてんかん」
2 「ウンベリヒト・ルンドボルグ病」－「進行性ミオクローヌスてんかん」
3 「ミトコンドリア脳筋症」－「進行性ミオクローヌスてんかん」
4 「BAFME」－「良性成人型家族性ミオクローヌスてんかん」
● 狂牛病から伝染する「プリオン病」

1 「DRPLA」
―「進行性ミオクローヌスてんかん」

2012年8月号

　脳に進行性の病変があり、てんかんも合併する脳の病気があります。脳の病気が進行するので、歩行障害や言語障害、記憶障害、認知障害などが起こり、重い場合は寝たきりになることさえもあります。このような病気に、「進行性ミオクローヌスてんかん」とよばれる一群の疾患があります。かなりまれな病気で、病状も進行するので、その点一般のてんかんとはかなり異なります。

● かなりまれな病気だが50％の確率で遺伝

　幼少時に発病する場合は、その進行が速くてんかん発作も難治です。成人になってから発病した場合は、その進行は遅いです。そのような場合は、てんかん発作が起こらないこともあります。
　この種の疾患のひとつに「DRPLA」とよばれる病気があります。「歯状核赤核・淡蒼球ルイ体萎縮症」という長い名前がついています。小脳と脳幹が萎縮していく遺伝性の神経難病で、どういうわけか日本人に比較的多く、外国人には極めてまれです。発作は、手足が一瞬ビクッとなる「ミオクロニー発作」と「強直間代発作」です。数年後には、歩行障害(ふらつき)が出てきて、最終的には歩けなくなることもあります。
　この病気では、遺伝子の異常が証明されています。その座は、染色体12番の短腕にあり、アミノ酸配列の異常な延長にあることがわかりました。延長が短ければ症状が軽く、延長が長ければ症状は重いです。そして、

その素因は親から子に伝わります。子に出現する確率は50％です。

　私は、50年近い臨床経験の中でこの病気を数例経験しました。今私たちのクリニックには、約3000人近いてんかん患者が通院していますが、その中には、本疾患は1例しかありません。かなりまれな病気ではありますが、世界的に見ると比較的日本人に多いです。

● てんかんをもたない祖父と父から伝わった症例

　42歳の女性です。12歳からけいれん発作が出現しました。最初は、年に1回程度でしたが、数年以内に月に2〜3回と増えました。そして、同時に記憶や認知の障害が出てきて、高校を中退せざるをえなくなりました。その後27歳ごろより、言語障害、ふらつき(小脳症状)が出てきて、32歳ごろからまったく歩けなくなりました。

　脳波には、てんかん発作波が多発しており、全般的な高度の異常を示しました。家族の同意のもとで遺伝子を調べたところ、「DRPLA」と診断が確定しました。家族全員の遺伝子検査の結果、この病気は祖父から父親を経由してこの子に伝わったものと判定されました。

　祖父と父は、軽度の小脳失調と言語障害がありましたが、知的にも正常で、てんかん発作もありませんでした。しかし、異常な遺伝子をもっていました。

　この病気は、進行性の神経症状とてんかん発作がある神経難病です。今のところ治療法はありませんが、将来遺伝子治療も可能な時代が来ることが期待されています。

2 「ウンベリヒト・ルンドボルグ病」
―「進行性ミオクローヌスてんかん」

2012年10月号

　前回は、「DRPLA」について話しました。同じような疾患で、「ウンベリヒト・ルンドボルグ病」（U・L病）というのがあります。最初に記載した人の名前を取ってこうよばれるようになりました。

● バルト海沿岸には多いが他の国では少ない

　不思議なことにこの病気は、ヨーロッパのある地域に多発します。バルト海を取り囲む沿岸に多いです。すなわち、フィンランドの南東部、エストニア、スウェーデン中部に多いのです。ここでは、約1万人に数人の割合で発生しますが、その他の国には少ないです。もちろん日本にも少ないですが、皆無ではありません。日本でも数例の報告があります。
　この病気も「DRPLA」に似て、思春期から青年期にかけて発病し、てんかん発作、ふらつき、歩行障害、小脳失調などが現れ、次第に知的機能が侵される病気です。

● 原因は遺伝子にある

　私は、過去に2例の経験があります。2例とも両親はいとこ同士の結婚で、発病者は娘です。そのひとつの例について話します。
　発病は、15歳ごろです。それまで何の異常もなく中学まで進みましたが、中学2年に入ると最初のけいれん発作が出現しました。発作は月に数

回ありましたが、バルプロ酸ナトリウムで比較的よく抑制されていました。しかし、数年以内に奇妙な「ミオクロニー発作」が出るようになりました。それは、運動を開始すると同時に手足が大きく震える「ミオクロニー発作」です。例えば、手を伸ばして何か物を取ろうとすると、手足が一瞬ビクッとなって物が取れなくなるのです。彼女は、この発作の特徴をよく知っていて、一呼吸置いてからゆっくりと動作に移ります。

　これを、「運動誘発性ミオクローヌス発作」とよびます。動きを開始する時にいつも決まって誘発されるので、日常生活に大きな支障をきたしました。そのうちに、ことばを発すると同時に口の「ミオクロニー発作」も出るようになりました。そのため、ことばが出にくくなり、どもるようになりました。数年後、ふらつきや目まいがみられるようになり、ついには車椅子を使わなければならなくなりました。軽い認知障害もみられ、些細なことでイラつき精神科に数回入院しました。

　私は、この症例の主治医として約30年以上付き合ってきました。不思議なことに、25歳を過ぎたころから病気の進行が止まり、それ以上悪化することはなくなりました。50歳近くまで生き、天寿を全うしました。

　この病気の原因は、遺伝子にあります。タンパク質の一種のシスタチンB(CSTB)の異常で、常染色劣性遺伝です。この疾患は、日本では少ないですが学問的には興味深いものです。

3 「ミトコンドリア脳筋症」
―「進行性ミオクローヌスてんかん」

2012年11月号

　これまで、「進行性ミオクローヌスてんかん」といわれる一連の疾患についてお話してきました。この疾患は、発作の背景に進行性の脳の病気があり、てんかん発作のみならず、ふらつきなどの歩行障害や認知障害も出てくる可能性がある病気です。比較的まれな特殊なてんかんで、原因は遺伝子の異常にあります。したがって、同一家系内に同じ病気が出てくることもあります。この群に属する病気に「DRPLA」、「ウンベリヒト・ルンドボルグ病」があります。今回は、「ミトコンドリア脳筋症」の話をしましょう。

● 体性感覚誘発電位検査で見出された症例

　この疾患もかなりまれで、私はこの50年間に1つの例を経験したのみです。私が経験した「ミトコンドリア脳筋症」は、20歳代の女性です。手足が軽くピクン、ピクンと動く「ミオクロニー発作」がほとんど毎朝あり、加えて年に1回ぐらいの全身のけいれん発作がありました。症状からみて「若年ミオクロニーてんかん」に似ているので、治りやすい予後良好なてんかんと思いました。「若年ミオクロニーてんかん」は、脳に進行性の病気はなく、最も治りやすいてんかん群のひとつです。

　しかし、この症例はその後数年間発作は改善されず、むしろふらつきや難聴などの神経症状が出現したので、単純なてんかんではなく背景に何か進行性の脳病変をもっていると考え、さらに精査しました。

脳波では、光刺激で著しい光過敏性を示し、体性感覚誘発電位検査で巨大な誘発電位が見出されました。光過敏性は、ある種のてんかん患者にみられることはありますが、体性感覚誘発電位で巨大な反応が出ることはありません。巨大な反応は、「進行性ミオクローヌスてんかん」によくみられる所見です。

　ここで簡単に、体性感覚誘発電位について説明しましょう。手首に軽い電気刺激を与え、それが脳に伝わると脳の感覚領野に微小な電気反応が生じます。通常その反応は非常に小さく、５～10マイクロボルト程度ですが、「進行性ミオクローヌスてんかん」では、それが巨大化して正常者の５～10倍以上になります。つまり、手に与えられた電気刺激に敏感になっているという証拠です。通常のてんかんでは、これが巨大化することはありませんが、「進行性ミオクローヌスてんかん」では、これが巨大化するので、その鑑別に役立つのです。

● 母親から遺伝したミトコンドリアに異常がみられる

　私の先の症例では、その後遺伝子検索の結果、ミトコンドリアに遺伝子の異常が見出されました。さらに筋生検の結果、特徴的な所見がえられたので、ミトコンドリア脳筋症と診断されました。

　なお参考までに、ミトコンドリアは、全ての細胞に含まれている微小な粒子で、細胞のエネルギー代謝をつかさどり、脳や筋肉に多く含まれています。これは、母親由来の組織です。したがって、この病気は母親から伝わったものです。

4 「BAFME」
―「良性成人型家族性ミオクローヌスてんかん」

2012年9月号

　「進行性ミオクローヌスてんかん」について話しましたが、同じような遺伝性てんかんで、「DRPLA」とは対照的に、極めて軽い病気があります。30歳以上の成人になってからはじめて発病するてんかんで、「BAFME」（良性成人型家族性ミオクローヌスてんかん）とよばれます。

● 近い将来大きな話題となる

　この病気も、「DRPLA」同様どういうわけか比較的日本人に多く、外国人には極めて少ないです。私のクリニック患者の中に、本疾患は約20例ほどいます。この病気の特徴は、次のような点です。

　（1）手先が震える
　特に、緊張した場面などで手が震えるので、冠婚葬祭で名前を書くときなどに困ります。また、お茶やお酒を飲むときに持った茶碗が震えるので、周りの人がおかしいと気付くこともあります。寝不足が震えを悪化させます。長年にわたって少しずつ悪化することがあります。しかし、決して寝たきりなどにはなりません。
　（2）主に上肢がぴくつく「ミオクロニー発作」と「けいれん発作」
　発作の直前に震えがひどくなることもあるので、発作がくるなとわかることもあります。けいれん発作は、数年に1回の頻度でしか起こりません。したがって、あまり心配はする必要はありません。

（3）遺伝性がある

　優性遺伝で、病気の親からは約半数の確率で子が同じ病気になります。しかし、その子が発病するかどうかは大人になってみないとわかりません。

（4）どういうわけか光に弱い

　チラチラする光の点滅を見ていると体が震えます。街路樹の木もれびや、光がきらめく水面や海面は苦手です。脳波検査で、光刺激という検査がありますが、この光刺激で脳波に発作波が誘発されるので、診断がつくこともあります。かつて、ポケモンで発作を起こした子どもがいますが、この多くが光で誘発されたてんかんです。しかし、「BAFME」は、成人のてんかんですので小児のポケモン発作とは異なります。光を避けるため、サングラスをかけることをすすめています。サングラスは、光過敏性を防ぐ最良の方法です。

（5）最近家族の研究から遺伝子の座がわかった

　責任の場所は、染色体8番の短腕（8q23.3〜24.3）にあり、イタリアの家族からは、染色体2番目の異常が報告されています。

　本疾患は、外国に比べ日本人に多い疾患ですが、専門家でもまだよく知られていない病気であり、てんかん学の中ではまだ十分に市民権を得ているとは言い難いです。しかし、近い将来てんかん医学の中で大きな話題になることは間違いないでしょう。

狂牛病から伝染する「プリオン病」

　「進行性ミクローヌスてんかん」と同じように、脳の進行性の病気に「プリオン病」というのがあります。「プリオン病」は、牛の狂牛病から伝染する病気で、その症状は、急速に悪化する「認知症」です。そして、最終的には無言無動の寝たきり状態になり、治療法はありません。これが、狂牛病に感染した牛肉を食べることによって人間にも伝染するということがわかったのは、ここ10年ぐらいの間です。

　牛の狂牛病は、「スクレイピー病」にかかった羊を飼料にした牛に発生したので、人の「プリオン病」と牛の「狂牛病」と羊の「スクレイピー病」は、同じ病気であることがわかりました。人には、狂牛病にかかった牛肉を食べることによって伝染し、病気が発症するまで10数年かかるといいます。

　ニューギニア高地に住むフォア族にこの種の病気があり、「クールー病」という名前が付いていました。当時この病気は、遺伝性の特殊で珍しい風土病と考えられていました。しかし、脳の解剖所見が「スクレイピー病」に似ていることで話題になり、フォア族にみられたこの病気は、「死者を食べる人食い習慣」により起こることがわかりました。人食い習慣を禁じたことにより、患者数は激減したといいます。

　私は過去に4、5例、本症を経験しています。患者は60歳代の女性で、物忘れがひどくなり、2、3カ月以内にふらつきが生じ、ほとんど歩けなくなりました。認知症も進行し、会話もまともにできなくなりました。そのうち、びっくりてんかんがみられるようになり、半年以内に寝たきりになり、無言無動になりました。そして、1年で死亡しました。脳波に特徴的な所見がみられたため、「プリオン病」と診断されました。

　アメリカやイギリスで狂牛病が多発し、罹病した牛は大量に処分され、日本への輸入が禁じられました。今でも、時々新聞紙上をにぎわします。これは、注意すれば防げる病気でもあります。

17章
脳に影響を与えるさまざまな要因

1 代謝性疾患 – 低カルシウム血症

2 代謝性疾患 – 肝臓・腎臓

3 神経皮膚症候群 – 結節性硬化症

4 神経皮膚症候群 – スタージ・ウエバー症候群

5 神経皮膚症候群 – レックリングハウゼン病

6 低酸素脳症

7 脳奇形

● てんかん患者は十人十色

1 代謝性疾患 — 低カルシウム血症

2013年12月号

● 人間は生きるために古い細胞を新しい細胞に置き換えていく

　代謝性疾患ということばがあります。体の中の新陳代謝がおかしくなる病気です。

　「世界大百科事典」によると、「代謝とは、地球上の各種生物が外界との密接な関わりをもちつつ、しかも自己の生命を維持するために必要な、さまざまな活動。代謝にはエネルギーの獲得と古い細胞を新しいものに置き換えていく働きがあげられ、言い換えると、代謝とは生物の体内で絶えまなく営まれている各種の化学反応の総称ともいえる」とあります。

　人間は、生きていくために体温を維持したり、心臓を動かしたり、食べ物を消化したり、脳で考え事をしたりする時にエネルギーを使います。また、体が大きくなり皮膚も肉も骨も内臓も爪や髪も伸びるなど、古い細胞を壊して新しい細胞に置き換えていきます。この際、古い細胞には死んでもらわなければなりません。

　これは、個体をより良い状態に保つために積極的に引き起こされる管理、調節された細胞の自殺です。体全体のために、年老いた細胞が自ら死んで、若いものに命を譲っていく現象で、これを、アポトーシスといいます。こんなものがあるなんて生体は実によくできているものだと感心すると同時に、ゾーッとするような恐怖感も感じます。

　このような代謝がおかしくなると、けいれん発作を合併する病気が沢山あります。電解質の異常、例えば、低カルシウム血症、低ナトリウム血症、

高アンモニア血症、アルコール過剰摂取、アルコール離脱、肝機能障害、腎機能障害、各種薬物や麻薬中毒などがあげられます。

● 血中カルシウムの低下からてんかんに移行した症例

ここでは、低カルシウム血症について話します。

身体のカルシウムは、普段骨に蓄積されています。そして必要に応じて骨から溶け出して血中に出てきます。尿に出てるカルシウムの量が多くなったり、カルシウムが骨から血中に移動しづらくなると、カルシウムの血中濃度は下がります。

血液中のカルシウムが不足すると、中枢神経に影響が及ぶようになり、手足のしびれ、錯乱、意識混濁、けいれん、不整脈などが起こりえます。副甲状腺機能低下でこのような症状がみられることが多いです。

例をあげましょう。30歳代の男性です。3年前に、甲状腺の腫瘍摘出術を受けた既往歴があります。ある日、会社で突然けいれん発作を起こしました。血液検査で、カルシウム値の異常に低い値が見出されました。甲状腺摘出時に、副甲状腺も摘出されたので副甲状腺機能低下になり、血中カルシウムが低下したと判断されました。カルシウム剤とビタミンD投与により、血中カルシウム値は補正され正常に戻りましたが、脳波の異常は消えませんでした。

その後、本患者はてんかんとして抗てんかん薬を投与されることになり、発作は1年後に再発しました。この際は、カルシウムの血中濃度は正常ででしたが、なぜか脳波の異常は続いていました。その後も引き続き、抗てんかん薬が投与されることとなりました。

このように、低カルシウム血症では、てんかんに移行する場合があるので注意が必要です。

2 代謝性疾患 − 肝臓・腎臓

2014年6月号

「肝心な話」ということばがあります。「肝腎な話」とも言います。肝臓と心臓、あるいは肝臓や腎臓は、人体にとって極めて重要な部位であり、非常に大切なこと、非常に重要なことを意味します。「肝心な事を忘れていた」などというように使います。このような、大切な肝臓や腎臓の病気は代謝性疾患のひとつで、脳もまたその影響を受けます。

● 抗てんかん薬は肝臓で活発に分解される

一般に肝臓は沈黙の臓器といわれ、自覚症状がないことが多いですが、進行すると、全身倦怠感、食欲不振、黄疸などの症状が現れます。そのまま放置すると、肝炎、肝硬変、肝臓癌などに進行する怖れがあります。

抗てんかん薬を含めた多くの薬は、肝臓で分解され体外に排泄されるので、肝臓が活発に働きます。時には、働き過ぎで肝機能に異常が出ることがあります。アルコールは肝臓に負担をかける代表的な物質であり、毎日飲んでいると肝臓に大きな負担がかかります。

肝機能がどの程度障害されているかを判断する指標に、γ-GTP(正常値(70 IU/l 以下)、GOT(AST) (正常値10-40 IU/l)、GPT(ALT) (正常値5-10 IU/l) といった指標があり、抗てんかん薬を飲んでいる人は、定期的にこの値を調べる必要があります。γ-GTPは、最も敏感な指標で、多くのてんかん患者が異常値を示すことがありますが、多くはGOT(AST)、GPT(ALT)が正常で、あまり心配はいりません。

肝臓に多少の負担がかかっているけど、肝機能はおおむね正常だからあまり心配はないと説明しています。GOT(AST)、GPT(ALT)まで異常が広がれば、飲んでいる薬を減量したほうがよいでしょう。

● 肝臓は定期的にチェックが必要な大事な臓器

肝性脳症ということばがあります。最も重篤な肝臓の病気であり、血中アンモニア(正常値30-86μg/dL)が異常に増加して、意識障害を引き起こします。抗てんかん薬の副作用でこれほど重症になる人は少なく、このような所見が出たら、より重篤な、ウイルス性肝炎、肝硬変、肝癌などを考えたほうがよいでしょう。

尿毒症ということばがあります。腎機能が著しく低下して、さまざまな老廃物や尿毒物が体内にたまり、心臓、消化器、脳神経などに異常をきたします。尿毒症を放置しておくと、数日から数カ月で死に至るので、人工透析が必要になります。腎機能はBUN(残余窒素,正常値8-21mg/dL)、クレアチニン（正常値0.6-1.04mg/dL）などで測ります。いくつかの症例をあげます。

（1）50歳男性。慢性腎機能障害があり、BUNが141mg/dLと正常上限をはるかに超え、クレアチニンも10.0mg/dLと正常の10倍まで上がった。意識障害とけいれん発作が生じた。

（2）55歳男性。C型肝炎による肝硬変で肝性脳症に陥り、けいれん発作が生じた。

（3）64歳男性。肝硬変から肝癌移行し、血中アンモニア214μg/dLと正常の2〜3倍に上昇し、意識障害、見当識障害、異常行動を呈した。

肝腎は、やはり大切な臓器であり、常日ごろ薬やお酒を飲んでいる人は、肝腎の機能を定期的にチェックする必要があります。

3 神経皮膚症候群 — 結節性硬化症

2014年9月号

　1個の受精卵が人としての形ができるまで、複雑な経過をとります。受精卵が分割しある程度大きくなると、まず中が空のボール状の細胞塊になります。この表面の一部がくぼみ、中にめくり込み、内側と外側の2枚構造になり、外側が外胚葉、内側が内胚葉といいます。単純な動物は、この2枚構造からできますが、もう少し高等な動物になると、この2枚構造の間にさらに細胞塊を生じ、これを中胚葉といいます。

　外胚葉の一部は、発生途中で溝状に陥入して神経管を形成し、脳や脊髄などの神経系の元にもなります。このように皮膚と神経は同じ外胚葉からなり、皮膚と神経が同時に侵される病気ができてくるのです。神経皮膚症候群というのがそれです。

　ついでながら話しますと、内胚葉は食道、胃、大腸などの消化管や肺、膵臓、肝臓などをつくり、中胚葉は筋肉、骨格、心臓、血管、脾臓、腎臓などをつくります。

● 皮膚と脳神経に異常が出る疾患

　神経皮膚症候群のひとつに、結節性硬化症という病気があります。皮膚と脳神経に異常が出る疾患です。皮膚には主に、顔にニキビに似たいぼ、顔面血管線維腫が多数できます。また顔や皮膚に白斑といわれる白い斑点が多数できます。また同時に、神経、精神症状として、てんかん、知的障害、自閉症などがある場合が多いです。

脳にも皮膚と同じような結節（良性腫瘍）ができ、側脳室とよばれる部屋の壁にできやすく、大きくなると脳腫瘍になります。この疾患の原因として、遺伝子の異常が証明されています（9番染色体上にTSC1が、16番染色体にTSC2が同定された）。根本的な治療法はありません。

多くのてんかん患者をみていますと、顔の皮膚に顔面血管線維腫や白斑があるので、すぐに診断がつきます。しかし、まれにこれらの症状がない場合もあり、CT検査、MRI検査をして、はじめてわかることもあります。

● 特徴的な症状が出なかった症例

30歳代男性です。20歳の時に学校で昼休み中に倒れ、けいれん発作がありました。発作はこの1回きりですが、脳波に右側頭部の鋭波が頻発しているので、抗てんかん薬を開始しました。その後、発作はありません。高校、大学、専門学校を卒業し、就職しましたが1年で退職しました。「力不足で会社の要求に応えられなかった」と本人は言っています。

発作以外には、特に神経、精神症状はないのですが、脳の画像を見て驚きました。CT検査で、両側側脳室壁沿いに結節状の石灰化が多数ありました。MRI検査では、右前頭葉、左頭頂葉に大脳皮質や皮質下に異常信号が多発していました。

この例のように、知的障害も顔面血管線維腫も白斑もなく、てんかん発作も1回と極めて少ないケースははじめてです。CT検査、MRI検査をしてはじめて診断がつきました。

結節性硬化症は、早くから特徴的な症状が出ますが、このように症状が出ない例もまれにあります。

4 神経皮膚症候群
― スタージ・ウエバー症候群

2014年 10月号

● 顔面の一側が赤色に盛り上がる血管腫

　スタージ・ウエバー症候群も、神経皮膚症候群のひとつで、極めて特徴的な症状をもっているので、一見してすぐにわかります。それは、顔面の一側に大きな血管腫があることです。ポートワインに似た赤色に盛り上がった血管腫で、毛細血管の奇形です。一側の額、眼瞼、頬の顔の上半分を占めます。正確にいうと、顔の三叉神経第1、2枝がカバーする領域に出現します。これと同じ血管腫が、同じ側の脳、特に頭頂部と後頭部を覆う脳軟膜にできます。細い静脈は拡張し、そして萎縮し皮質の石灰沈着が起こります。同側の目に、緑内障や眼球が外に飛び出すような眼症状（牛眼）を呈することもあります。

　けいれんは、生後6カ月ごろから始まることが多く、概して難治性です。けいれんは、「部分けいれん」でときにけいれん重積になることもあります。けいれんが難治であれば、精神発達の遅れがみられることが多いです。

● 不完全型の症例

　20歳代の女性です。自閉症、てんかんがあります。特別支援学校中等部を卒業しました。左顔面に大きな赤褐色の母斑があり、4歳の時に植皮手術を受け、そのころ熱性けいれんがありました。10歳の時にてんかん発作が発症しました。朝8時ごろ学校に行こうとして、くるくる回って倒れ泡を吹いたといいます。同じような発作が年に1～2回ありました。

15歳ごろから、意識減損の発作が始まりました。一点凝視し、名前を呼んでも反応せず、ボーっとしてよだれを流す20秒前後の短い発作です。倒れることはなく、その頻度は月に2〜3回でした。抗てんかん薬で、発作は年に1回と減少しました。

　こだわりがあり、物の置き場所、カバンの位置、洗濯物など順序立ててチェックします。学校からの帰りに道草をしたり、お金が足りないのに余計なお菓子を注文して、警察の厄介になったりしたこともあります。現在は、福祉施設に入所中です。

　脳波には、左前頭、側頭部に小さな棘波(きょくは)があります。MRI検査、CT検査の単純造影で異常はありません。石灰化もありません。しかし、造影で脳の軟膜に血管腫が証明されました。この症例は、脳に石灰化がないことから、スタージ・ウエバー症候群の症状が全てそろっているとはいえず、このような症例を不完全型とよびます。全ての症状がそろっているのが、完全型とよばれます。

　本症例は、本疾患の中核症状である顔の血管腫があり、知的障害、てんかん発作をもちます。発作は、意識減損のみの側頭葉てんかんで、左側頭葉起源と思われました。こだわりはあるものの人懐っこい穏やかな性格で、人に迷惑をかけることもなく皆に愛されています。

　スタージ・ウエバー症候群の治療は、発作の抑制にあり、薬物療法が基本です。発作が頻繁にあり、コントロール困難なけいれんに対しては、早期に大脳半球切除術を行う場合があります。

5 神経皮膚症候群
― レックリングハウゼン病

2014年 11月号

　皮膚と神経が同時に侵される病気を神経皮膚症候群といい、この群に属する疾患として、これまで結節性硬化症、スタージ・ウエバー症候群について話してきました。今回は、レックリングハウゼン病について話しましょう。これは19世紀にこの病気を報告したドイツの学者、レックリングハウゼンに由来した病名です。

● 特徴としてシミといぼが沢山できる

　この病気の特徴は、皮膚に褐色の色素斑（シミ）があることと、神経線維種とよばれる小さい腫瘍（いぼ）が沢山できることです。

　色素斑は、ミルクコーヒーの色に似た褐色調、扁平で盛り上がりのない斑で、その色からカフェオレ斑とよばれています。生まれた時からあるのが普通で全ての患者に生じます。しかし、健康な人でもこの種のシミはあるので、子どもの場合では、径1.5cm以上のものが6個以上あれば本症が疑われ、家族歴その他の症候を参考にして診断します。大人の場合では、カフェオレ斑がわかりにくいことも多いので、神経線維腫を主体に診断します。

　神経線維腫（いぼ）は、皮膚や、皮膚より下の組織にできる良性腫瘍で、生まれた時にはなく、思春期ごろから少しずつできてきます。同様に、神経線維腫の数にもかなりの個人差があり、数えきれないほど沢山できる患者もいれば、数個しかできない患者もいます。

● 3000人に1人と割合の頻度が高い

　神経、精神の合併症は比較的少なく、健康で普通の生活を送ることができる場合が多いですが、時に眼（視神経膠腫）、骨などに異常（脊柱・胸郭、四肢骨の変形、頭蓋骨・顔面骨の骨欠損）がみられることがあります。学習障害も約50〜70％にみられます。

　原因遺伝子としては、常染色体17番の長腕にある遺伝子の異常があげられています。この疾患の出現頻度は人口約3000人に対して1人の割合で起こり、かなり頻度が高いといえます。多くは常染色体優性遺伝で、患者の約半数は両親のどちらかがこの遺伝子をもっていますが、残りの半数は両親ともにこの病気がなくて、突然変異で発症したと考えられます。

● てんかんを合併した症例

　40歳代の男性です。生来知的障害がありました。5歳のころから発作がみられるようになりました。発作には2種類あり、弱い発作は、立ち上がってグルグルと左側に回り、ひきつったように笑う10秒ほどの短い「笑い発作」で、その頻度は月数回です。強い発作は、急に脱力し尻餅をつき、左手のけいれんが20〜30分続きます。そして、発作の後に一過性の左手麻痺を伴います。この頻度は年に数回で、難治に経過しています。主に顔や四肢に5〜10mm程度の神経線維腫が無数にみられ、顔、胸、背中にカフェオレといわれる色素斑が多数みられます。本症例は、てんかん、知的障害をもつレックリングハウゼン病で、一般にてんかん発作を合併する例は比較的少ないです。

　レックリングハウゼン病は、難病に指定されており、症状は1〜5段階まで評価され、4以上の場合は医療費の援助があります。

6 低酸素脳症

2014年12月号

● 出産時に多い低酸素脳症

　脳が酸欠になりやすいのは、出産時に多いです。胎児が母体から離れると、すぐに大きな声で泣きます。呼吸が始まった証拠です。この最初の泣き声が出なかった時には、仮死分娩となります。仮死分娩の原因は、出生間近の時期（分娩期）に、脳血流と酸素供給が減少して、脳虚血に陥ったためで、脳性麻痺の原因となります。未熟児に多いですが、成熟児にも起こりえます。成熟児では、その数は1000に対し2〜4の頻度で起こるという報告があります。あまり高い数ではありませんが、そのうちの約25％以上に、低酸素性虚血性脳症による脳・神経の後遺症が認められるといいます。

　新生児仮死の程度を示す指標に、アプガール指数というのがあります。出産直後1分後と5分後に判定されます。皮膚の色（ピンク色か蒼白か）、心拍数、刺激への反応、筋緊張、呼吸を点数化し、0〜3点重度仮死、4〜6点軽度仮死、7点以上は正常とされます。点数が低いほど仮死程度は重いです。

● 脳への血液供給が途絶えると脳障害が生じる

　低酸素脳症は、成人でも起こります。高齢化社会を迎え、心筋梗塞、心室細動などで突然心臓が止まる高齢者が増えました。その他、各種ショックや喉が詰まるなど窒息も起こりえます。これらが原因で、脳への血液供

給が途絶えると意識は数秒以内に消失し、3〜5分以上の心停止では、仮に心拍が再開しても、脳障害（蘇生後脳症）を生じます。多くは救急車で運び込まれ直ちに蘇生術を受けます。AED（自動体外式除細動器）で心臓に電気ショックを与えて蘇生させる技術です。従来なら死亡していましたが、この蘇生術のおかげで生き返ることができるようになりました。しかし、蘇生後脳症という重篤な後遺症を残すことがあります。

● ランス・アダムス症候群の症例

　40歳代の男性です。35歳のころ、風邪から急性喉頭炎になり、点滴中に心停止しました。5〜6分で蘇生しましたが、意識障害は1カ月続きました。その後無事に意識が戻り、会話や食事も可能になりましたが、重篤な脳障害を残しました。それは、小脳失調症とてんかん発作です。発作には2種類あり、軽い場合は前につんのめるような一瞬の「強直発作」で、月に3〜4回、強い発作は全身のけいれんで、2〜3カ月に1回程度起こります。そのほか、小脳失調症があり、車椅子または伝い歩きで、夜は尿瓶を使用し、入浴は介助が必要です。構音障害のため、話は通じにくいです。発語に伴って口唇の「ミオクロニー発作」が、手足を動かそうとすると同時に手足に振戦や「ミオクロニー発作」が起こりました。その後、長期間の治療によってかなり改善され、倒れる発作は数年に1回と減少しました。杖を突いて歩けるようにもなりました。現在、アパートで独り暮らしをしており、能力開発校にて訓練を受けています。

　本症例は、脳深部にある小脳と脳幹部が選択的に侵されたケースであり、比較的まれなので、ランス・アダムス症候群という病名がつけられています。若くて体力があり、すぐさま蘇生術を受けられたのがよかったと思われます。

7 脳奇形

2014年7月号

　遺伝子が関与する先天性の病気は、受精した瞬間からそのような病気になる運命にある疾患（例えばダウン症）、胎児の脳が形成される時に間違った設計図になる例（神経細胞移動障害）、出産時に脳に酸素や栄養が行き渡らなくなり脳障害が起きた例（出産時障害）など、原因はさまざまであり、障害の程度もさまざまです。

● さまざまな血管の異常

　大きな異常は、脳奇形とよばれることが多く、無脳症、脳瘤、脳回欠損、厚脳回、多小脳回、全前脳胞症、孔脳症、水頭症、脳梁欠損症、二分脊椎、厚脳回症など多数あります。いずれも、重度の知的障害、発達障害を合併することが多いです。妊娠中に胎児のMRI検査をすれば、ある程度この病気を発見できます。

　小さな異常には、神経細胞移動障害などとよばれる多小脳回、異所性灰白質などがあります。てんかん患者の脳のMRI検査を調べてみると、「難治てんかん」ではこれが見つかり、てんかん外科の対象になることが多いです。血管の異常としては、脳動静脈奇形、脳動脈瘤、海綿状血管腫があります。これらの異常な血管が破れ、脳出血になる可能性や付近の脳を刺激して、てんかん発作の原因となったりします。

　子どもを産む前に、胎児に奇形があるかどうかを調べる方法があります。クアトロテストとよばれるもので、胎児が、ダウン症候群、18トリソミ

一、開放性神経管奇形にかかっている確率を計算して出す方法です。倫理的な問題もありますが、妊婦が希望すれば受けられます。確率は高いか低いかが出ますが、ゼロではないのでその結果も悩ましいものがあります。

● 難治なてんかん発作が残った症例

60歳代の男性です。小学校低学年より、てんかん発作がありました。急に右上肢から始まるけいれん発作で、それだけで終わり意識は失わず、10〜15分続きます。さらに強くなると体を左側に回転させ、右上肢挙上のフェンシングスタイルを取り、意識を失って倒れます。発作後、右手足が数時間一過性に麻痺することがあります。頻度は月1〜2回で、難治です。

発作の前兆として不安恐怖があり、その際頓用としてジアゼパム〈セルシン〉を飲みます。軽度の知的障害があり、会話にも飛躍があるため、他人には理解され難いです。「哲学とは何か」、「人にはブラックホールがあり星と同じですね」などと衒奇的な思考があります。MRI検査で右半球に先天性の大きな嚢胞（孔脳症）が見られました。

胎生期や出産時に赤ちゃんの脳に十分な酸素と栄養が回らないと、脳の一部が壊死に陥ります。そのあと、脳実質が欠損し、液体に満たされた空洞になります。これが孔脳症です。てんかん発作や脳性麻痺をもつことも多いです。本症例では、脳性麻痺はみられませんでしたが、難治なてんかん発作が残りました。

てんかん患者は十人十色

　昔、てんかんに特徴的だと言われてきた性格傾向は、粘着性、爆発性です。このような性格傾向は、てんかん患者のほんの一部にみられることはあっても、大部分のてんかん患者には当てはまりません。また、てんかんでなくとも、脳外傷、脳卒中、知的障害などをもつ患者の一部にもみられる症状であり、特に前頭葉や側頭葉の精神症状と解釈されます。

　性格検査という心理テストがあります。脳の機能からいったん目を離して、性格を力動的、総合的、多面的に捉えようとする試みです。この代表的なテストに「ロールシャッハテスト」があります。てんかんの「ロールシャッハテスト」の昔の論文を覗いてみると、その中には、「几帳面」、「融通性に乏しい」、「執着性」、「くどい」などということばがくり返して出てきます。

　てんかんと性格、人格については、昔から議論されてきました。昔クレッチマーは、てんかんは闘士型（筋肉質）で、熱中しやすく、几帳面、凝り性、秩序を好む性格であるとしました。このような性格を「てんかん性格」と言いましたが、今はそのようなことばは誰も使わず、死語になっています。てんかんの国際分類が広く使われ、てんかん学が進歩した結果、てんかんに共通する性格などはありえないということがわかったからです。

　てんかん患者の性格はさまざまであり、十人十色、ひとりとして同じ人はいません。社会家庭への適応の仕方、友人関係のもち方など、上手な人も下手な人もいます。中には脳障害をもっており、知的障害も合併する人もいるでしょう。加えて抗てんかん薬の影響も重要です。

　このような多様な症状をもつ病気を、"てんかん"ということばで一括論じるのはナンセンスです。

編集後記

　先生と日本てんかん協会とのご縁は、50年になります。そして、東京都支部へのご支援は、先生が「むさしの国分寺クリニック」開院以降の14年となります。先生の詳しい経歴は奥付（P239）をご覧いただき、この場では、先生との長きに渡る関わりから感じる、大沼悌一先生について書かせていただきます。

　まず、先生の現在は、「むさしの国分寺クリニック」理事長・名誉院長として、診療をされています。成人のてんかん専門クリニックとして、日本で最も規模の大きな診療レベルの高い施設です。

　先生の診療は、朝9時から夜は8時過ぎにおよびます。患者さんは、大沼先生の診察をとても楽しみにしていて、てんかんという慢性疾患を抱えながら、先生に助けられ、苦しい時を切り抜けてきたという自負をもっている方が沢山います。

　先生に励まされ、ときに苦言してもらいながら、ずっと見守っていただけることは、実はまれなことで、とても幸せなことだと感じながら、先生の患者であることを誇りに思っています。多くの患者さんと家族が、先生に信頼と感謝を寄せています。

　月1回の「むさしの国分寺クリニックカンファレンス」には、大沼先生の「来る人は拒まず去る人は追わず」の精神に惹かれ、精神科、神経内科、脳神経外科のお医者さんを中心に、沢山の人が参加し、「大沼てんかん学教室」が活況に開かれています。

　さらに、各機関からのさまざまな相談の対応、マスコミの取材にも積極的に取り組まれ、てんかんに関する社会貢献も多くされています。

　新規抗てんかん薬の治験や、京都大学とのBAFMEの共同研究も行っています。また、日本てんかん協会の前身の「てんかんの患者を守る会」

初代代表であり、てんかん患者でもあった木村太郎氏は、「大沼先生に自分の脳を研究のために差しあげたい」と遺言し、現在もNCNPに保存されています。

まさに、生涯をてんかんに捧げる姿勢と人生の達人としての生き方は、年齢を超えて、多くのてんかんに関わる人たちのよき「師」となっています。

私生活では、ヴァイオリンでクリニックのスタッフや友人と楽団を作り演奏会を開いたり、バトミントンでは全日本シニアバトミントン選手権大会に東京都代表として出場されたりする多才な面をおもちです。

仰ぎ見る偉大な医師である一方、真剣な遊び心にも尊敬と敬愛と親しみを感じます。

東京都支部で毎月発行している機関紙「ともしび」に、2003年から大沼先生の「成人期てんかんの諸問題」をお寄せいただき、連載は現在も続いています。てんかんの病状や治療のことだけではなく、患者さんとその家族全体も見通した、厳しく、そして温かい、てんかんと共に生きていく知恵がいっぱい詰まった連載です。先生の連載は人気が高く、「届いたら一番に読みます」とおっしゃる方も沢山います。

そんな東京都支部の宝物を、この度大沼先生の快諾のもと、ぶどう社のお力を借りながら、1冊の本にすることができました。

大沼悌一先生に感謝を込めて、先生からいただいたご恩をこの本を通して、みなさまにお福分けできたらと願っています。

2016年1月　公益社団法人日本てんかん協会東京都支部

― 索　引 ―

あ　アセタゾラミド〈ダイアモックス〉131
　　アルツハイマー病 60.71.76.163

い　意識減損発作 74.113.201
　　意思決定てんかん 144
　　異所性灰白質 68.230.239

う　うつ 24.54.86.130.132.135.136.166.
　　186.187.192.195196.198
　　ウンベリヒト・ルンドボルグ病 210

え　エトサクシミド〈ザロンチン〉〈エピレオプチマル〉180.181
　　エピソード記憶の障害 72

お　音楽てんかん 146

か　外傷性てんかん 99
　　海馬硬化 26.84
　　海綿状血管腫 96.230
　　覚醒時大発作てんかん 29.93.138
　　ガバペンチン〈ガバペン〉65.186.187.
　　191
　　カルバマゼピン〈テグレトール〉〈レキシン〉11.15.63.64.65.68.71.73.75.77.78.
　　109.124.136.174.177.187.188.189.
　　191.192.194.200.201

き　記憶発作 74
　　奇形 62.63.64.67.68.84.96.102.103.
　　105.157.176.177.190.224.230.231
　　逆行性記憶障害 100

　　驚愕反射てんかん 141
　　強直間代発作 13.85.112.139.180.
　　183.208
　　強直発作 13.32.112.113.140.141.
　　180.182.183.191.229
　　強迫性障害 59
　　局在関連（性）てんかん 96.186

く　偶発発作 127
　　クリュウバー・ビュウシー症候群
　　60
　　クロナゼパム〈リボトリール〉〈ランドセン〉182.191
　　クロバザム 191

け　けいれん性疾患 110
　　月経てんかん 127.130
　　月経前緊張症 130.132
　　欠神てんかん 93.138
　　欠神発作 113.131.139.143.180
　　結節性硬化症 222
　　幻覚 50.52.135
　　幻覚妄想（状態）27.52.103.135.
　　179.204
　　幻視 50
　　幻聴 50.51.103.179

こ　高アンモニア血症 202.219
　　高次脳機能障害 105.166
　　行動障害 170
　　後頭葉てんかん 84.88.89.138

し　ジアゼパム 113.231.197
　　自己誘発発作 139
　　失立発作 182
　　自動症 12.85.87.200
　　若年ミオクロニーてんかん 93.138.
　　214
　　重症ミオクロニーてんかん 138.179
　　症候性てんかん 83.93.110
　　常染色体優性夜間前頭葉てんかん 92
　　小児難治てんかん 32.182
　　小児良性部分てんかん 31.93
　　小脳性失調状態 173
　　触覚性驚愕発作 140
　　心因性非てんかん性発作 87.88.122.
　　124
　　神経上皮腫瘍 159
　　神経皮膚症候群 222.224.226
　　進行性ミオクローヌスてんかん 208.
　　210.215

す　水頭症 107.177.230
　　睡眠障害 71.129
　　睡眠脳波 75
　　数学てんかん 142
　　スタージ・ウエバー症候群 224
　　スティーブンス・ジョンソン症候群
　　175
　　スルピリド〈ドグマチール〉132

せ　前頭葉てんかん 13.86
　　全般てんかん 83.107.172.176.190

そ　早期けいれん 99
　　側頭葉てんかん 11.20.52.60.62.63.
　　73.74.77.84.90.113.127.135.136.159.
　　174.182.188.189.190.200.201
　　ゾニサミド〈エクセグラン〉〈エクセシド〉
　　10.11.15.178.188.191

た　体感覚幻覚 50
　　脱力発作 183.191
　　断眠賦活 128.129
　　単純部分発作 41.107

ち　聴源性驚愕発作 140

て　低酸素脳症 228
　　低ナトリウム血症 174.200

と　頭頂葉てんかん 88
　　頭部外傷 71.98
　　読書てんかん 142
　　特発性全般てんかん 83.126.129.138.
　　145
　　特発性てんかん 83.92
　　トピラマート 65.68.187.188

な　内側側頭葉硬化 159
　　内側側頭葉てんかん 90
　　難治てんかん 112.173.181

に　認知症 11.72.76.161.216

の　脳炎・髄脳炎 108

脳血管障害 71.102
脳梗塞 102.161
脳出血 104.161
脳腫瘍 71.106.107.110
脳性小児麻痺 171
脳動静脈奇形 96.102
脳動脈瘤 96
脳梁離断術 32

は パニック障害 56.87.122.136.196
バルプロ酸ナトリウム〈デパケンR〉〈バレリン〉〈セレニカ〉〈セレブ〉11.62.64.131.175.176.177.180.187.188.191.192.197.202.211
ハロペリドール 132
反射てんかん 126.138

ひ 光過敏てんかん 138
光感受性てんかん 148
皮質形成異常 94.159
びっくりてんかん 126.140

ふ 不安性障害 56.135
VNS（迷走神経刺激療法）32
フェニトイン〈アレビアチン〉〈ワコビタール〉〈ヒダントール〉〈フェニトイン〉10.11.64.68.130.172.175.177.187.188.197
フェノバルビタール〈フェノバール〉〈ワコビタール〉11.62.64.131.170.177.187.191
フェンシングスタイル 87.231

複雑部分発作 20.73.74.76.77.113.123.127.146.173.174.180.182.188.200
不定愁訴 57.133
部分てんかん 83.107.172.176.186.190
部分発作 20.89.188
プリオン病 216
プリミドン 10.11.64.170

ま マレイン酸レボメプロマジン 132

み ミオクロニー発作 142.144.180.208.211.212.214.229
ミオクローヌスてんかん 208.210.212.213.214
ミトコンドリア脳筋症 214

も 妄想 53
もうろう状態 116.120.124.201.204
模様過敏てんかん 139

ら ラモトリギン 65.68.71.190.191.192

り 離脱発作 183
良性家族性新生児けいれん 92
良性成人型家族性ミオクローヌスてんかん 138.212

れ レックリングハウゼン病 226
レノックス・ガストー症候群 32.112.183
レベチラセタム 65.68.71.109.192

大沼 悌一（おおぬま ていいち）

- 1936年　山形県生まれ。
- 1960年　弘前大学医学部卒業。精神神経医学教室に入局。
- 1963年　カナダ・マニトバ州立大学・ウイニペグ総合病院、アメリカ・デトロイト市ウエーンステート大学・州立病院にて、脳波・神経医学の臨床を学ぶ。
- 1969年　弘前大学医学部精神科の助手、講師を務める。
- 1977年　国立精神・神経センター武蔵病院(現国立精神・神経医療研究センター病院)、てんかん病棟医長。
- 1988年　同病院外来部長。
- 1998年　独立行政法人国立病院機構さいがた病院院長。現在名誉院長。
- 2002年　むさしの国分寺クリニック開業。
- 2014年　同クリニック、名誉院長に就任。

授賞
- 2013年　天皇陛下より、瑞宝中綬章を受章。
- 2014年　公益財団法人てんかん治療研究振興財団より、研究功労賞を受賞。
- 2015年　公益社団法人日本てんかん協会より、木村太郎記念賞を受賞。

所属学会・認定・資格
医学博士、日本てんかん学会名誉会員(元理事)、アメリカてんかん学会会員、独立行政法人国立病院機構さいがた病院名誉院長、日本てんかん学会認定てんかん専門医、精神保健指定医、精神科専門医。

編集　公益社団法人 日本てんかん協会東京都支部
　　　ホームページ　http://tokyo-tomoshibi.jimdo.com/

協力　中川 栄二(国立精神・神経医療研究センター病院)

成人期てんかんの諸問題

著　者　大沼 悌一

初刷発行　2016年2月15日

発行所　ぶどう社
編集担当／市毛さやか
〒101-0052　東京都千代田区神田小川町3-5-4 お茶の水 S.C. 905
TEL 03 (5283) 7544　FAX 03 (3295) 5211
ホームページ　http://www.budousha.co.jp

印刷・製本／モリモト印刷　用紙／中庄

ぶどう社の本

お求めは、全国書店、ネット書店、当社まで

重症児ガール
[ママとピョンちゃんのきのうきょうあした]

福満美穂子 著　本体1500円+税

日本てんかん協会
東京都支部発行
「ともしび」に連載、
「ピョンちゃん日記」を
まとめた1冊

吸引、吸入、胃ろう注入、てんかん発作あり
迷い、悩み、泣き、笑い「ど根性」で生きる娘との母と子の日常を綴る。
- 1部　ピョンちゃんとの暮らし
- 2部　ピョンちゃんのいろいろ

自閉症の人の人間力を育てる

篁　一誠 著　本体2000円+税

臨床心理士として、自閉症の人の行動を観察し、
仮説を立て、検証し、特性を理解することを試みる、本書はその集大成。
- 第1部　自閉症の人を、どう理解し、どうかかわるか
- 第2部　自閉症の人の考える力を、どう育てるか
- 第3部　自閉症の人の働く力を、どう育てるか

発達障害の子が働くおとなになるヒント
[子ども時代・思春期・おとなへ]

堀内祐子＋柴田美恵子 著　本体1500円+税

4人の発達障害の診断を受けた子どもたちが、結婚、就職、大学生に。
社会で働くための、子育てのヒントをまとめて紹介。
- 推薦・佐々木正美先生：発達障害への共感と理解にあふれ
- アイディアが散りばめられた、子育ての専門書。

健診とことばの相談
[1歳6か月児健診と3歳児健診を中心に]

中川信子 著　本体2000円+税

お母さんの育児を励ます健診に！
子どもと家族を人生の見通しをもって支えよう！
と呼びかけ、「ことばと発達」の相談と支援に必要な
基礎知識と具体的方法をていねいに紹介する。